Bruno Mickeleit

Ein Aphasiker erlebt seine Rehabilitation

Erfahrungen nach einer Hirntumor-Operation

Reha-Verlag GmbH · 5300 Bonn 2

CIP-Kurztitelaufnahme der Deutschen Bibliothek

Mickeleit, Bruno:

Ein Aphasiker erlebt seine Rehabilitation: Erfahrungen nach e. Hirntumor-Operation/Bruno Mickeleit. - Bonn: Reha-Verlag, 1986.

ISBN 3-88239-131-6

Herausgeber: Rehabilitations-Verlag GmbH · 5300 Bonn 2

1986 Printed in Germany
ISBN 3-88239-131-6

Gesamtherstellung: Druckerei Plump KG, Rheinbreitbach

Titelzeichnung von Otmar Goller
mit freundlicher Genehmigung aus Stern 31/80.

Vorwort

Die Folgen einer schweren Hirntumor-Operation haben das Leben des Autors grundsätzlich verändert.
Er wurde vor eine neue Lebenssituation gestellt.
Durch diese neue Situation wurden die Dimensionen seiner sozialen Umwelt zwangsläufig verändert.

Aufgrund der schweren Krankheitsfolgen — rechtsseitige Lähmung, Sprachstörungen — war der Autor auf die Hilfe seiner Mutter angewiesen.
Später hat er dann gelernt, hart an sich zu arbeiten. Er suchte voller Hoffnung auch von anderen entsprechende Lebenshilfen.
Langsam konnte er seinen neuen Lebensweg kennenlernen und einigermaßen meistern. Auf diesem Wege habe ich den Verfasser des Buches 10 Jahre lang begleitet und beobachtet. In Teamarbeit, gestützt auf erfahrene Mitarbeiter, ist es gelungen, die persönliche Verarbeitung der Hirntumor-Operationsfolgen zu ermöglichen und mit der Zeit auch eine Besserung der Krankheitsfolgeerscheinungen zu erzielen.
Die Kommunikationsstörungen — in diesem Falle Sprachstörungen — haben ihm erhebliche familiäre und soziale Schwierigkeiten verursacht. Er versuchte, individuelle Lösungen zu finden und zwangsweise diese anzuwenden und zu erproben.

Der Autor hat seine Eindrücke und Empfindungen zuerst in Tonbandaufnahmen festgehalten und später im Bericht wiedergegeben. Die Beschreibung des Leidensweges ist beeindruckend, kann aber leider für den Leser die komplizierte Krankheits- und Lebensproblematik nur unvollständig darstellen.
Mit der Zeit stellte sich auch eine entsprechende Genesungsmotivation ein und nach wiederholt durchgeführten Rehabilitationsmaßnahmen konnte eine Besserung der Operationsfolgen durch Teamarbeit erzielt werden. Mit Hilfe einer guten Sprachtherapeutin, gestützt auf eine einfühlsame Psychologin und unter Aufsicht eines erfahrenenen Berufstherapeuten konnten die Möglichkeiten der Wiedereingliederung in das Berufsleben weitgehend abgeklärt werden.

Leider ist es uns nicht gelungen, die Zukunftsschwierigkeiten im Berufsleben vollständig auszuräumen. Erst später wurde uns klar, daß die Sozialgesetze bezüglich Wiedereingliederung der Schwerbeschädigten vom Gesetzgeber nur allgemein konzipiert werden.

Im Laufe der Zeit konnte beobachtet werden, daß eine individuelle Auslegung und Anwendung der gesetzlichen Bestimmungen erhebliche Schwierigkeiten verursachten. An dieser Stelle muß betont werden, daß jeder Schwerbehinderte auf seine individuellen Fähigkeiten angewiesen ist. Auf diese Weise versuchte der Autor im Leben Fuß zu fassen und sich beruflich einzugliedern. Er möchte kein Mitleid, sondern eine verständnisvolle Leistungseinschätzung. Diese kann aufgrund der Krankheitsfolgen mit den Leistungen eines Gesunden nicht verglichen werden.
Er muß mit den Schwierigkeiten seiner Krankheit und deren Folgen alleine fertigwerden.

In diesem Falle ist die Schilderung des Leidensweges keine Klage und nicht als Ausdruck der Unzufriedenheit zu verstehen, sondern sie ist eine ehrliche Darstellung seiner Erlebnisse. Es ist ihm hoch anzurechnen, daß die Verfassung des Buches ihm eine beachtliche, langwierige Arbeit und einen enormen Energieaufwand gekostet hat.

Solche persönlichen Krankheitsschilderungen sind auf dem Gebiet der Weltliteratur nur selten und sporadisch zu finden, da in den meisten Fällen der Verlauf der Erkrankung ein tragisches Ende nimmt.

Abschließend ist zu vermerken, daß die Mitteilungen des Autors eine überzeugende seelische Einstellung beweisen und das Buch lesenswert machen.

Altenburg, Februar 1986

Dr. med. Georg Kisch

"Am 28. September 1943 wurde ich als einziges Kind des Hauptmanns der Reserve B.M., gefallen am 2. März 1943, und seiner Ehefrau . . . in Königsberg/Ostpreußen geboren.
Im Frühjahr 1945 flüchtete meine Mutter mit mir nach Schleswig-Holstein, wo ich Ostern 1950 eingeschult wurde. Nach unserem Umzug nach B. besuchte ich dort weiter die Volksschule und wechselte 1956 auf das Gymnasium über. Am 14. Februar 1963 legte ich die Reifeprüfung ab.
Von April 1963 bis Februar 1971 studierte ich an der Universität in G. Physik und Mathematik. Meine Diplomarbeit fertigte ich im III. Physikalischen Institut unter Leitung von Herrn Professor K. mit dem Thema „Akustische Impedanzen an überströmten Öffnungen" an.
Am 8. März 1968 hatte ich die Ehe mit . . . geschlossen, in der unser Sohn Bernhard geboren wurde.
Im Februar 1971 bestand ich die Diplomprüfung für Physiker, und ab April 1971 arbeitete ich als Aushilfslehrer in einem Gymnasium."
So hatte ich meinen Lebenslauf geschrieben, als ich mich um einen Platz am Staatlichen Studienseminar in G. bewarb, das ich dann ab 1. August 1971 besuchte.
Von dem, was dann auf mich zukam, muß ich meine Mutter berichten lassen:

1

Schon seit 1970 hatte ich mir um Brunos Gesundheit Sorgen gemacht; und weil Bruno und seine berufstätige Frau mich darum gebeten hatten, behielt ich ihren kleinen Sohn, der bis dahin auf Wunsch seiner Eltern in meinem Haus aufgewachsen war, noch länger bei mir.

In der Weihnachtszeit 1970 hatte Bruno unter großem Zeitdruck seine Diplomarbeit geschrieben. Bruno war sehr elend geworden und hatte oft unter starken Kopfschmerzen zu leiden.
Als Bruno nach seinem bestandenen Examen, im Februar 1971, mir diese frohe Nachricht telefonisch mitteilte, war ihm weder Erleichterung noch Freude über das Erreichte anzumerken. Und da sein Gesundheitszustand nicht gut war, hatte Bruno die ihm in Aussicht gestellte Doktorarbeit im Max-Planck-Institut nicht angenommen, sondern sich für die Studienratslaufbahn entschieden und besuchte dann das Staatliche Studienseminar.
Nach den Sommerferien 1971 nahmen Bruno und seine Frau ihren inzwischen dreijährigen Sohn zu sich nach G. Doch schon Ende September baten mich die jungen Eltern, zu ihnen zu kommen und zu helfen: mein Enkel war krank, und Bruno fühlte sich auch nicht wohl.

Im Dezember wurde Bruno dann von seinem Hausarzt krankgeschrieben, angeblich litt Bruno an großer Erschöpfung, an Unterernährung und Vitaminmangel. Auch weitere Ärzte, die Bruno dann Anfang des Jahres 1972 aufsuchte, konnten keine ernsthafte Krankheit feststellen. Eine klinische Untersuchung wurde jedoch nicht verordnet.

Nach einem totalen Zusammenbruch Anfang April mußte Bruno in die Universitätsklinik eingewiesen werden. — Doch bereits nach 10 Tagen wurde Bruno aus der Klinik entlassen. Ich fuhr zu meinem Sohn und seiner Familie nach G. und stellte dort fest, daß es Bruno wieder besser ging.
In einem kurzen Gespräch mit dem Professor der Neurologischen Abteilung, der Bruno untersucht und behandelt hatte, erfuhr ich etwas von einem „Angiom"[1], einer „Geschwulst im Gehirn". Und Herr Professor B. sagte zu mir: „Eine Operation ist nicht möglich." Man habe eine medikamentöse Behandlung eingeleitet.

Nach diesen Worten und der Tatsache, daß Bruno nach einer nur zehntägigen Behandlung aus der Klinik entlassen werden konnte, kamen mir damals keine Zweifel daran, daß alles zu seiner Genesung getan wurde.

Erst als sich Brunos Zustand verschlechterte und ich die Pflege für ihn in seiner Familie übernehmen mußte, kamen mir immer stärkere Zweifel an der „Behandlung".
Und schließlich erhielt ich die Gewißheit:
Herr Professor B. hatte Bruno aus seiner Klinik entlassen, weil er ausschloß, daß weitere Maßnahmen Bruno das Leben noch erhalten könnten. Es sollte nichts mehr unternommen werden.
Dieser Entscheidung mußte auch ich mich fügen.
So blieb ich in G., um meinem kranken Sohn und seiner Familie zu helfen. Bruno stand noch täglich auf und ging in der Wohnung und auch draußen mit uns umher. Er wußte sich gut zu beschäftigen: er las in seinen Fachbüchern, sah sich interessante Fernsehsendungen an oder spielte mit seinem kleinen Sohn. Da die starken Medikamente dämpften, litt Bruno nicht sehr unter Kopfschmerzen; und er war immer bei vollem Bewußtsein: wenn wir ihn etwas fragten, gab er klare Antworten — aber von sich aus sprach er nie. Bruno war über alles orientiert, über sein Fachgebiet genauso wie über tagespolitische Ereignisse u.a. Nur über seine Krankheit wußte Bruno nichts Genaues, da hatte man ihn nicht informiert.

2

Viele Wochen vergingen, in denen trotz meiner Bitten nichts für Bruno unternommen wurde. Erst als sich Brunos Zustand wider Erwarten etwas besserte, konnte ich die Frau meines Sohnes davon überzeugen, daß eine zweite klinische Untersuchung vorgenommen werden müßte; und ich erreichte, daß Bruno am 9. Juli 1972 in der Neurochirurgischen Abteilung einer anderen Universitätsklinik aufgenommen wurde.
Der Direktor der Neurochirurgie, Herr Professor Kautzky, ließ viele Untersuchungen durchführen und unterrichtete danach Brunos Frau und mich:
„Die durchgeführten Untersuchungen ergaben die Zeichen eines sehr gefäßreichen, über hühnereigroßen Tumors mit Lokalisation vorwiegend im linken Seitenventrikel[2], jedoch auch über die Mit-

tellinie nach rechts hinüberreichend. Wegen der Lokalisation und der Ausdehnung des Tumors ist das mit einem operativen Eingriff verbundene Risiko von vornherein als äußerst hoch anzusetzen. Immerhin ist jedoch die Möglichkeit der Extirpation[3] eines unter Umständen gutartigen Tumors nicht gänzlich auszuschließen."

Zum ersten Mal seit seiner Erkrankung wurde Bruno in dieser Klinik wie ein mündiger Mensch behandelt: Herr Professor Kautzky informierte auch ihn ausreichend; er machte Bruno aber gleichzeitig Hoffnung:

„Ich rate Ihnen, sich operieren zu lassen; ich werde die Operation selbst vornehmen."

Und im Vertrauen auf Heilung gab Bruno seine Einwilligung zu der Operation.

Auch Brunos Frau gab ihre Einwilligung zu der Operation ihres Mannes, die dann am 25. Juli 1972 vorgenommen wurde.

An diesem Tag trafen wir uns gegen 12 Uhr in der Klinik. Man sagte uns, daß Herr Professor Kautzky gleich am Morgen mit der Operation begonnen hätte und daß sie noch andauerte.

So saßen wir uns im Wartezimmer gegenüber: die junge Frau des Todkranken, um dessen Überleben die Ärzte jetzt kämpften — und ich, seine Mutter, die diese Operation herbeigeführt hatte. Ich fand kein Wort, das ich an Brunos Frau richten konnte. Ich wußte nur: Jetzt, in diesen bangen Stunden unseres Wartens fällt eine Entscheidung, die nicht mehr rückgängig zu machen ist: „Herr, erbarme Dich unser!"

Als Herr Professor Kautzky endlich aus dem Operationssaal kam, war ihm die große Anstrengung der zurückliegenden Stunden anzumerken. Er trat auf uns zu und sagte freundlich:

„Es war eine sehr schwere Operation, noch läßt sich nichts sagen. Es muß abgewartet werden."

In der folgenden Nacht verschlechterte sich Brunos Zustand so, daß Herr Professor Kautzky noch eine zweite Operation vornehmen mußte. Danach lag Bruno in tiefer Bewußtlosigkeit auf der Intensivstation; ich besuchte ihn täglich für einige Minuten: Ich trat an das Bett, in dem der reglose Körper meines Sohnes lag und verharrte dort eine kurze Zeit im stummen Gebet.

Mit allen Mitteln der modernen, hochtechnisierten Medizin wurde weiter um Brunos Leben gerungen —

durch viele Tage und Nächte, bis sich endlich eine kurze Bewußtseinsaufhellung einstellte, die dann langsam zunahm.

Am 4. August wurde Bruno aus der Intensivstation in ein Zweibettzimmer verlegt, aber er mußte an vielen Apparaten angeschlossen bleiben und weiter künstlich ernährt werden.
Bei zunehmender Bewußtseinsaufhellung zeigte sich, daß Bruno rechtsseitig gelähmt war und daß er die Fähigkeit zu sprechen vollkommen verloren hatte.

Doch bald erkannte ich, daß Bruno alles verstand, was ich zu ihm sagte, daß er darauf sofort reagierte und eine Antwort geben wollte — diese aber nicht aussprechen konnte.
Ehe Herr Professor Kautzky in Urlaub ging, sprach er mit Brunos Frau und mir; er sagte uns, Bruno würde weiter bestens versorgt werden, und nach seiner Rückkehr wollte er dann entscheiden, welche Weiterbehandlungen in Erwägung gezogen werden könnten.

Da die Sommerferien begonnen hatten, kam Brunos Frau ihren Mann oft besuchen; sie hatte die Entscheidung des Professors B., der Bruno 10 Tage lang in der Universitätsklinik an ihrem Wohnort behandelt hatte, als unwiderlegbar angesehen. Jetzt schien das Leben ihres Mannes zwar gerettet zu sein, aber um den Preis so schwerer Behinderungen: rechtsseitige Lähmung und eine totale Aphasie.[4]
Wie sollte die junge Frau dieses Schicksal verkraften?

Auf meine Bitte hin erhielt ich von der Stationsärztin die Erlaubnis, Bruno täglich besuchen und ihm helfen zu dürfen. Als die Dauersonde für Ernährung abgesetzt werden konnte, mußte Bruno erst einmal lernen, Speisen wieder aufzunehmen. Ich massierte Brunos Mundpartie mit Salbe, damit die Starre langsam aus seinem Gesicht weichen sollte und er Mund und Lippen wieder zu gebrauchen lernte. Aber auch alle anderen Bewegungen — nun mit der linken Hand, da die ganze rechte Körperseite gelähmt war — mußte Bruno neu erlernen. Und es bereitete ihm große Schwierigkeiten, etwas, was er vorhatte, auch auszuführen: mühsam lernte Bruno, wie er mit der linken Hand nach der Schnabeltasse greifen mußte, wie er sie vorsichtig zum Mund führen und im Liegen langsam trinken mußte, damit er sich nicht verschluckte u.a.m. Bei solchen Übungen sprach ich mit Bruno so unbefangen, als wäre seine Sprachbehinderung gar nicht vorhanden. Bruno verstand ja alles, was ich zu ihm sagte, und ich lernte zu verstehen, was er wollte.

Ein Verwandter meiner Freundin, der für längere Zeit verreiste, stellte mir sein kleines Appartement in einem privaten Altenheim zur Verfügung, von dem aus ich die Klinik durch eine Straßenbahnfahrt erreichen konnte. Ich war froh, Bruno, der auf ständige Hilfe angewiesen war, helfen zu dürfen und den freundlichen Schwestern etwas Arbeit abnehmen zu können. Auch war es mir so möglich, Bruno etwas abzulenken und sein Interesse an „der Welt da draußen" wachzuhalten, indem ich ihm aus der Tageszeitung vorlas. Oft hatte Bruno dabei das Bedürfnis, selbst etwas dazu zu sagen; und es war ihm anfangs unverständlich, warum er das, was er dachte und wußte, nicht aussprechen konnte.

Erst in den folgenden Wochen wurde Bruno sich seiner schweren Behinderungen mehr und mehr bewußt. Und es kam ein Abend, an dem Bruno eine große Unruhe überfiel: Bruno wollte etwas sagen, er wollte sich mir mitteilen, etwas fragen — aber er erkannte nun ganz klar, daß er dazu gar nicht in der Lage war, daß er die Fähigkeit zu sprechen, verloren hatte.

Eine zunehmende Erregung ergriff Bruno, er bäumte sich mit seinem ganzen Körper auf, als könne er so das Schreckliche abschütteln. Brunos Kopfverband drohte sich zu lösen, und ich mußte befürchten, den halbseitig gelähmten, schweren Körper meines Sohnes nicht mehr im Bett halten zu können. Um Gefahr abzuwenden, rief ich nach der Schwester, und diese gab Bruno eine Beruhigungsspritze, die sofort wirkte.
Danach folgten Tage voller tiefer Traurigkeit.

Zu den familiären Problemen, die mich sehr bedrückten, kamen mir nun große Zweifel, ob ich richtig gehandelt hatte: War ich berechtigt gewesen, Bruno diese schwere Operation und diesen elenden Zustand aufzubürden?
Noch war nicht abzusehen, ob und wie weit Bruno seine schweren Behinderungen würde überwinden können. Noch ließ sich keine Aussage darüber machen, ob dieses gerettete Leben einmal wieder lebenswert sein werde.

Aber dann begannen Bruno und ich zu arbeiten: Ich sprach Bruno einen einzelnen Vokal vor: „A — A — A . . ." Viele Male übten wir diesen einen Vokal. Und Bruno lernte, seinen Mund unter Kontrolle zu bekommen und ihn so zu formen, wie ich es ihm vormachte. Nach vielen vergeblichen Versuchen gelang es Bruno, das „A"

nachzusprechen, erst noch unsicher — dann immer deutlicher und mit langsam sicher werdender Stimme.
„Wir müssen abwarten, noch kann man nichts Endgültiges sagen", hatte uns Herr Professor Kautzky geantwortet.
Und ich entnahm seinen Worten:
„Es gibt also Hoffnung! Und je mehr sich Bruno bemüht, desto eher wird es ihm — vielleicht — gelingen, seine schweren Behinderungen etwas zu überwinden. Wir dürfen die Hoffnung nicht aufgeben!"

Während der täglichen Besuche bei Bruno zeigte ich mich froh und zuversichtlich. Aber am Abend, wenn ich allein war, überfielen mich die Sorgen: Wo, bei wem konnte mein schwerbehinderter Sohn nach seiner Entlassung aus dieser Klinik die notwendige ärztliche Weiterversorgung und ausreichende Pflege erhalten? Brunos Frau war ja schon durch ihre Berufstätigkeit nicht in der Lage, ihrem Mann zu helfen; also konnte Bruno nur zu mir in unser Haus kommen. Dieser Gedanke bedrückte mich sehr, und ich fragte mich: Darf ich vor Bruno die Fehler verschweigen, die wir gemacht haben, ehe er in dieser Klinik operiert werden konnte? Wie, wenn er als Unwissender eine Entscheidung traf, die eine vielleicht mögliche Genesung gefährdete?
Da ich über meine Sorgen mit der jungen Frau meines Sohnes bei ihren kurzen Besuchen nicht sprechen konnte, stauten sich die Angst und die Verzweiflung bei mir so an, daß ich schließlich um einen Termin für mich in der Psychiatrie der Universitätskliniken bat. Dort trug ich dann einer Ärztin die Probleme vor, die durch die Krankheit meines Sohnes für uns entstanden waren. Ich zeigte meine Angst auf, es könnten ausreichende ärztliche Behandlung und häusliche Pflege für meinen schwerbehinderten Sohn ausbleiben, wenn er aus dieser Klinik entlassen wird. Am Ende unseres Gespräches sagte die Ärztin zu mir: „Das sind juristische Fragen, tragen Sie die einem Anwalt vor, der wird Sie beraten."

Am 22. August suchte ich die Rechtsberatung auf. Ich schilderte dem Juristen die Situation meines schwerbehinderten Sohnes, der infolge der Aphasie nicht in der Lage war, seinen Willen auszudrücken und durchzusetzen.
Meine Frage an den Juristen lautete:
„Hat die Frau meines Sohnes das Recht, allein — eventuell sogar ohne Wissen ihres Mannes — seinen Aufenthaltsort zu bestim-

men und über die ärztliche Weiterbehandlung zu entscheiden?"
Die Antwort des Juristen war:

„Ja, die Ehefrau hat das Recht, aber auch die Pflicht (!) für den kranken Ehepartner zu sorgen. Das schließt alle Entscheidungen mit ein."

Und der Jurist erklärte mir weiter:
Wenn ich berechtigte Zweifel haben sollte, daß für meinen Sohn bei Beginn seiner Krankheit nicht ausreichend gesorgt worden sei — und auch in Zukunft keine ausreichende ärztliche Behandlung und Pflege gewährleistet seien, so könnte ich als Mutter einen Antrag stellen, damit Bruno einen Gebrechlichkeitspfleger erhält; dieser würde dann alle notwendigen Entscheidungen für den Schwerbehinderten treffen.

Auf meine Frage, ob ich dann Gebrechlichkeitspfleger für Bruno werden könnte, sagte der Jurist:

„Zunächst wird man die Ehefrau Ihres Sohnes dafür vorsehen."
Ich wagte an diesem Tag nicht, sofort zu entscheiden, was ich dem Juristen vortragen sollte, um meine Sorgen zu begründen — ich durfte in meiner Angst und schrecklichen Betroffenheit nichts aussagen, was man Bruno und mir später einmal anlasten könnte. Darum bat ich den Juristen, noch einmal bei ihm vorsprechen zu dürfen, und dann zusammen mit der Frau meines Sohnes.

Am 25. August traf ich mich mit Brunos Frau in der Rechtsschutzabteilung; der Jurist unterhielt sich zunächst nur mit ihr. Als der Jurist dann von „dem Recht der jungen Frau auf ihr Leben" sprach, fragte ich:

„Und von dem Recht des Kranken auf sein Leben — auf ausreichende ärztliche Behandlung und Pflege spricht niemand?"
Der Jurist fragte Brunos Frau, ob sie zu ihrem Mann halten wollte, und als sie dieses bejahte, sah der Jurist keinen Grund mehr, auf meine — wie er sagte „unberechtigten" Sorgen einzugehen.
Doch nach all dem, was ich erlebt hatte, waren meine Sorgen nicht ausgeräumt, und ich fragte Brunos Frau:
„Warum hast Du nicht schon viel früher auf mein Bitten gehört und ein zweites Gutachten für Bruno eingeholt? Wo ich immer wieder versucht habe, Dir klarzumachen, daß es unter den Ärzten Spezialisten gibt, die auch bei einer so schweren Krankheit vielleicht noch helfen könnten."

Die Antwort kam leise:
„Die anderen haben mich so beraten."
Das Gespräch mit dem Juristen war bald darauf beendet, und für meinen schwerbehinderten Sohn war wieder nichts geregelt worden.

All diese Sorgen und Probleme durfte ich vor meinem Sohn gar nicht aussprechen. Bruno hatte an seinen physischen und psychischen Belastungen schwer genug zu tragen.

Hilfe und Beistand gaben mir in dieser Zeit meine Freundin und meine Schwester und ihr Mann, die mehrmals eine lange Autofahrt auf sich nahmen, um mich am Samstag abend aus der Klinik abzuholen und mit mir zu meinem Wohnort zu fahren. Dort sorgten wir zu dritt in meinem Haus und in meinem Garten für Ordnung — und gemeinsam besprachen wir immer wieder die schier unlösbaren Probleme. Am Tage darauf brachten mich meine Verwandten dann wieder in die Universitätsstadt zurück, machten einen kurzen Besuch bei Bruno und sprachen uns beiden Mut zu. Als der Inhaber „meiner" Wohnung zurückkehrte, konnte ich in dem Altenheim ein Gästezimmer mieten und Bruno weiter täglich in der Klinik besuchen.

Bald nach der Operation hatte eine intensive krankengymnastische Behandlung für Bruno begonnen. Auch jetzt wurde er immer noch zweimal am Tage behandelt, und kleine Erfolge wurden sichtbar. Die Leiterin der Schule für Krankengymnastinnen überwachte die Behandlungen bei Bruno und einmal riet sie mir: „Sie sollten mit Ihrem Sohn singen. Ja, singen Sie die Lieder mit ihm, die er aus seiner Kindheit kennt, die werden ihm am leichtesten einfallen."
Wir befolgten diesen Rat; und bald konnte Bruno die Melodie eines Liedes, das ich sang, mit guter Stimme mitsummen. Auch hierbei wurde ganz deutlich, daß Bruno alle Texte der Lieder „im Kopf" hatte, aber es war ihm nicht möglich, sie auszusprechen.

Ende September kam Herr Professor Kautzky aus seinem Urlaub zurück. Er war mit dem Genesungsverlauf bei meinem Sohn zufrieden und verordnete für ihn eine achtwöchige Kobaltbestrahlung. An eine Entlassung aus der Klinik war also noch lange nicht zu denken. Bruno sah ein, daß zu seiner weiteren Genesung klinische Behandlung notwendig war und durchgeführt werden muß-

te. Aber es zeigte sich in den nächsten zwei Monaten, daß die Kobaltbestrahlungen Bruno das Äußerste von dem abverlangten, was ein Mensch noch durchzuhalten vermag.
Herr Professor Kautzky überwies Bruno auch in die Stimm- und Sprachabteilung der Universitäts-HNO-Klinik, und am 26. September wurde Bruno von der Ärztin dieser Abteilung untersucht. Aus dem Bericht:
„Herr M. spricht nur einzelne Vokale und „Ja" und „Ich", aber nicht immer sinnbezogen. Der Patient ist leicht ermüdbar und sein Konzentrationsvermögen wechselnd. Es kann nur das Nachsprechen von Vokalen erreicht werden. Das Sprachverständnis ist leicht eingeschränkt.
Beurteilung und Therapie:
Bei dem Patienten handelt es sich um eine fast totale motorische Aphasie[5] und eine teilweise sensorische Aphasie[6]. Eine Sprachbehandlung wird an unserer Abteilung durchgeführt werden unter gleichzeitiger Anleitung der Mutter, die die Übungen auf der Station fortsetzen wird."

Nun waren die Tage mit anstrengenden Arbeiten ausgefüllt: Jeden Morgen wurde Bruno von zwei Krankenpflegern abgeholt und zur Bestrahlung gefahren. Wenn er von dort zurückkam, schlief Bruno vor Erschöpfung gleich ein.
Die Krankengymnastik wurde weiter zweimal am Tag durchgeführt und zeigte schon einen Erfolg: Bruno konnte — von beiden Seiten durch die Krankengymnastinnen gestützt — sich schon für kurze Zeit auf seine Füße stellen und nach weiteren Wochen von ihnen durch den Flur geführt werden. Dieses Gehenlernen kostete Bruno die allergrößten Anstrengungen. Ich erinnere mich, daß er anfangs oft vor Schmerzen aufschrie. Aber die Hoffnung stärkte Bruno's Willen:
„Wenn ich mich geduldig abmühe, dann werde ich es schaffen! Dann werde ich eines Tages wieder allein gehen können!"
Die freundliche Stationsschwester hatte uns einen Rollstuhl der Klinik ausgeliehen, so konnte Bruno nach langer Zeit das Krankenzimmer verlassen. Ich fuhr ihn durch die Grünanlagen der Kliniken, oder wir saßen an einem windgeschützten Platz in der warmen Herbstsonne. Und ich scherzte mit Bruno:
„Bis Dein Rollstuhl, den wir für Dich bestellt haben, endlich geliefert wird, kannst Du draußen schon allein spazierengehen — dann brauchst Du den Rollstuhl vielleicht gar nicht mehr!"

Im Oktober wurde Bruno in die Radiologische Abteilung der Universitätsklinik verlegt. Dank der intensiven krankengymnastischen Behandlungen war Bruno nun schon in der Lage, allein etwas umherzugehen und seinen rechten Arm ein wenig zu bewegen.
Aus einem Bericht:
„Die postoperative Aphasie hat sich insofern gebessert, als das Sprachverständnis wieder weitgehend hergestellt ist und der Patient bereits viele einfache Worte wieder nachsprechen kann."
Diese sichtbaren Erfolge ermutigten Bruno und halfen ihm, die Bestrahlungen weiter durchzustehen und auch die Anfälle[7], die in Zeitabständen auftraten, ohne große Angst hinzunehmen. Bruno und ich hatten die Folgen dieser Anfälle bald erkannt: Bruno konnte danach bedeutend schlechter sprechen. Ja, es schien, als würde er durch den Anfall jedesmal auf den Nullpunkt zurückgeworfen. Da half nur dieses: sofort mit Ruhe und Geduld das Nachsprechen von Wörtern neu einüben! Mit dieser Methode erreichte Bruno seinen vorherigen Stand wieder — und konnte dann weiter darauf aufbauen.

Zu den Sprachheilbehandlungen fuhr ich Bruno nun in seinem eigenen Rollstuhl, der inzwischen geliefert worden war. Das hatte für alle Vorteile: die Krankenpfleger und der Krankentransportwagen brauchten nicht bemüht zu werden, für Bruno entfielen die lästigen — aber unvermeidlichen — Wartezeiten vor und nach der Behandlung, aber vor allem: Bruno war so täglich draußen an der frischen Luft und sah etwas von „unserer Welt".

Ende Oktober — Bruno konnte jetzt auch draußen, außerhalb des Klinikgebäudes kleine Strecken gehen — suchten wir zusammen mit seiner Frau Herrn Professor Kautzky in der Neurochirurgie auf, der nach der Operation die Weiterbehandlung für Bruno eingeleitet hatte und laufend über sie unterrichtet worden war. Herr Prof. Kautzky war recht zufrieden über Brunos Vorankommen und riet ihm, er solle sich nach Beendigung der Kobaltbestrahlungen in der Rehabilitationsklinik von Herrn Professor ... weiterbehandeln lassen. Schon Anfang November stellte sich Bruno diesem Professor vor und ließ sich für eine Aufnahme vormerken.

In den letzten Wochen seiner Behandlung in der Universitätsklinik machte Bruno gute Fortschritte. Der Krankengymnast, der jetzt mit Bruno arbeitete, nahm ihn hart heran, und Bruno lernte,

eine Treppe rauf- und runterzugehen.
Auch im Sprechen kam Bruno weiter voran; und unter großen Mühen begann er, nun auch das Schreiben zu erlernen:
Dazu richtete Bruno sich für einige Minuten auf, um an den Tisch heranzukommen, den ich über sein Bett gezogen hatte und auf dem ein großer Zeichenblock lag. Da sein rechter Arm und seine rechte Hand gelähmt waren, mußte Bruno das Schreiben nun mit der linken Hand erlernen. Doch es war nicht die manuelle Umstellung, die Bruno dabei so große Schwierigkeiten bereitete. Es hatte einen anderen Grund, warum es Bruno anfangs ganz unmöglich war, einen Buchstaben, den ich ihm vorgeschrieben hatte, nachzuschreiben: durch den wachsenden Tumor waren bei Bruno die Nervenzellen ausgefallen, die im Gehirn die Verbindung vom „Planungszentrum" zum „Ausführungszentrum" herstellen, darum wurde „der Befehl" zur manuellen Ausführung nicht weitergegeben.
Bruno sah den Buchstaben, den ich ihm vorgeschrieben hatte, er wußte auch, wie er ihn schreiben wollte, doch wenn er den dicken Stift ansetzte, wurde trotz größter Mühe nur ein wirres Kritzeln daraus.
Dann stöhnte Bruno und schob, über seine Unfähigkeit enttäuscht, den Block zur Seite — machte aber nach einer Weile, in der er nachgedacht hatte, von sich aus einen neuen Versuch; und unter stärkster Konzentration gelang es Bruno endlich, diesen einen Buchstaben nachzuschreiben, zwar noch krakelig erst, aber durch ständiges Üben konnte Bruno nach Wochen einen einzelnen Buchstaben schon nachschreiben:

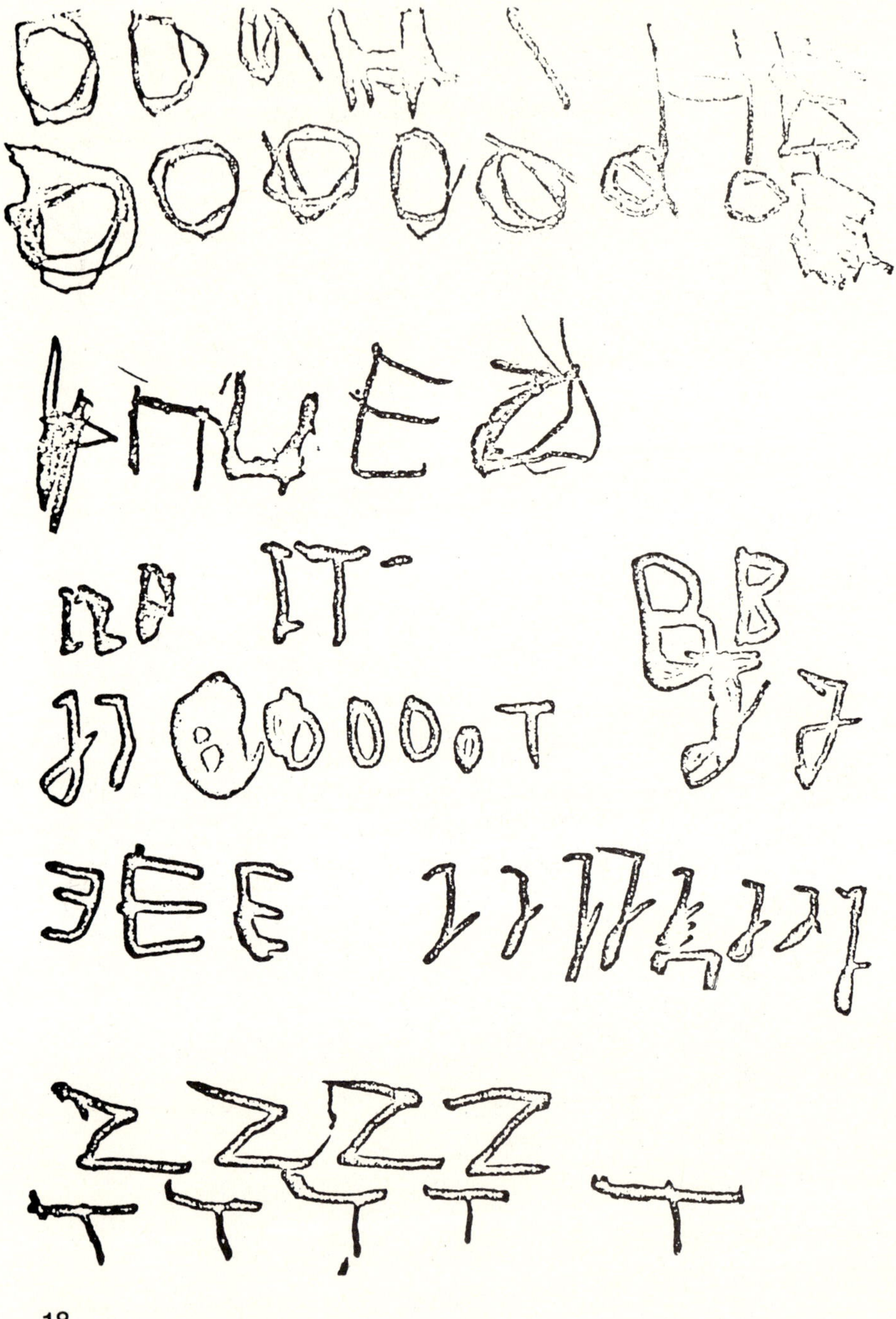

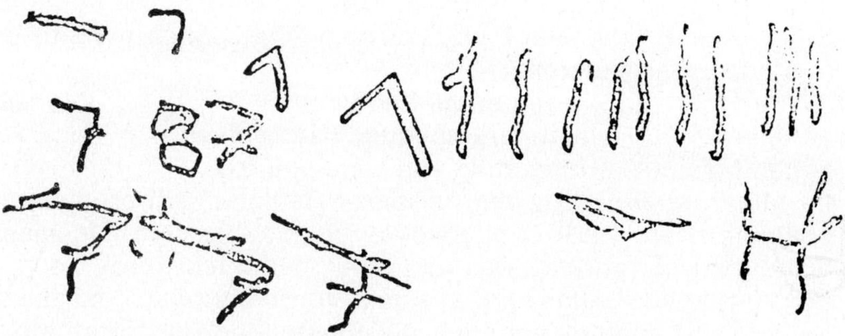

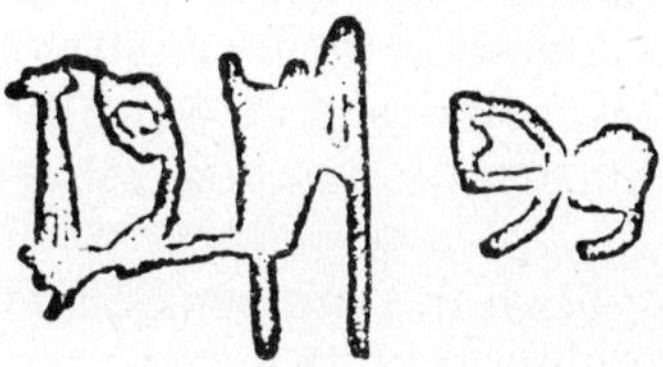

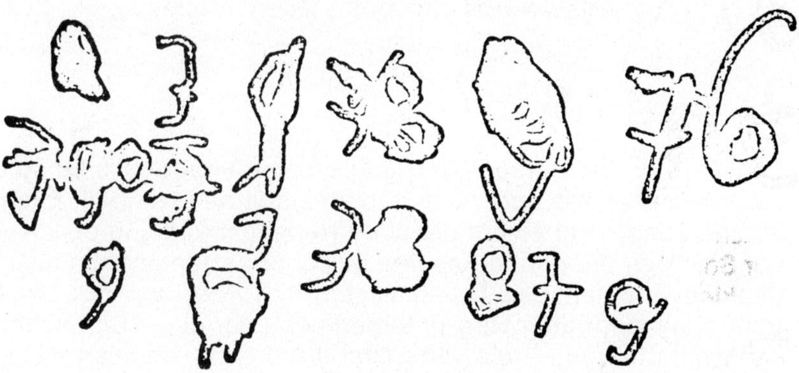

Mitte November erhielt Bruno ein Schreiben, das der Leiter des Staatlichen Studienseminars ... an seine Frau gerichtet hatte, darin stand unter anderem:
„... Ihr Mann muß, wenn er die Pädagogische Prüfung überhaupt ablegen will, 3 Halbjahre Ausbildung nachweisen — mit der möglichen Maximalverlängerung von 5 Halbjahren ...
Ihr Mann müßte also, wenn er diese Bedingungen erfüllen will, spätestens am 1.2.1973 wieder voll dienstfähig sein. Sie wissen aus eigener Erfahrung, was das „voll" heißt. Ich würde raten, einen Antrag auf Entlassung aus dem Vorbereitungsdienst zu stellen ... das bedeutet natürlich die Einstellung der Unterhaltszuschußzahlungen ..."
Und das ... Landesverwaltungsamt Höhere Schulen ... fragte Anfang Dezember nach:
„... bitte ich, mir mitzuteilen, wie sich Ihr Mann entschieden hat."
Diese Schreiben belasteten Bruno, seine Frau und mich schwer. Wie sollte Bruno in seinem elenden Zustand eine so weitreichende Entscheidung treffen können? Durch die Aphasie war Bruno ja gar nicht in der Lage, sich mit uns abzusprechen und seine Entscheidung in Worte zu fassen.
Ich besprach den Inhalt dieser Schreiben mit meiner Schwester und ihrem Mann, der sich daraufhin einen Einblick in diesen Behördenvorgang verschaffte. Er riet, die Schreiben unbeantwortet zu lassen. Das taten wir auch, aber die Sorge, wie die Dienstbehörde entscheiden würde, nahm mit jedem Monat zu.

3

Ende November wurde Bruno in die Rehabilitationsklinik aufgenommen, er wurde aber nicht in dem modernen Neubau untergebracht, sondern in einem der alten Nebengebäude, in denen vorher Soldaten der nahen Kaserne gewohnt hatten. In dem kleinen dunklen Zimmer, das Bruno zugeteilt wurde, war als zweiter Patient ein sehr alter Herr untergebracht, der einen Schlaganfall erlitten hatte und — wie wir später erfuhren — im Sterben lag.
In diesem Kasernenbau gab es am Ende des langen Flures, in dem ständig eine kalte Zugluft war, einen Aufenthaltsraum für die Patienten, den Bruno — angewidert von dem, was er darin gesehen und gehört hatte — nicht mehr betreten wollte: Im dicken Zi-

garettenqualm — nie waren die übervollen Aschenbecher entleert, nie war der Raum gelüftet — saßen die Rehabilitanden, alles ältere Männer. Einige dösten dumpf vor sich hin, andere gaben eigene „Heldentaten" aus ihrem Kriegseinsatz zum besten oder rissen unflätige Witze.
Dieser Wechsel aus der modernen Universitätsklinik mit den vielen Möglichkeiten für den Patienten in diesen Kasernenbau brachte für Bruno und auch für mich schwere psychische Belastungen.

Seit sechs Monaten hatte ich nun schon behelfsmäßig in einem fremden Zimmer gelebt, um meinem Sohn zu helfen. Ich hatte mir ein nervöses Magenleiden zugezogen und brauchte nun selbst dringend Erholung. Als Bruno sich für diese Rehabilitationsklinik angemeldet hatte, hatten wir beide schon Pläne gemacht. Bruno hatte selbst gesagt, daß er nun schon gut allein zurechtkommen werde: Er hatte alle Körperfunktionen wieder unter Kontrolle und konnte jetzt auch frei und ohne Hilfe gehen, auch konnte er sich allein an- und ausziehen und sich mit der linken Hand rasieren. Bruno wollte nun wieder selbständig werden. Und wir hatten schon vereinbart, daß ich ihn im Rehablitationszentrum nur einmal in der Woche besuchen würde.
Nun zeigte sich aber, daß wir eine ganz falsche Vorstellung von dieser Rehabilitationsklinik gehabt hatten. Ich sah Bruno die Enttäuschung an und spürte seine Hoffnungslosigkeit: Hier soll ich gesund werden können, hier?
Und auch ich fragte mich: „In dieser Umgebung soll ein junger Mensch die Kraft mobilisieren können, an der Überwindung seiner Behinderungen aktiv mitzuarbeiten?"

Da diese Rehabilitationsklinik von meinem Wohnort aus in einer zweistündigen Fahrt (mit der Straßenbahn und mit dem Zug) zu erreichen war, beschloß ich, in mein Haus zurückzukehren und Bruno von dort aus täglich zu besuchen. Geld durfte auch bei dieser Überlegung keine Rolle spielen. Zwar hatte ich mich durch die vielen Fahrkosten und durch die hohen Hotelrechnungen während des ganzen letzten Jahres finanziell schon reichlich übernommen, aber meine Schwestern liehen mir so viel Geld, daß ich meine Rückstände bezahlen, für den Winter Öl tanken konnte und außerdem ohne finanzielle Sorgen für die nächste Zeit blieb. So war ich froh, endlich wieder in meinem Heim wohnen zu können, und die Belastungen durch die tägliche Fahrt zu meinem Sohn erschienen mir gering.

Da die Behandlungen für Bruno sehr langsam anliefen, hatte er Zeit, mit mir zum nahen Wald zu gehen; seinen Rollstuhl brauchte er für diese Spaziergänge schon nicht mehr: Bruno ging langsam und vorsichtig, und wenn er ermüdete, legten wir eine Pause ein. Die kalte Winterluft tat uns beiden gut, und Bruno begann, sich von dem langen Klinikaufenthalt etwas zu erholen.

Trotz der Enge in dem Zimmer, das Bruno mit dem alten Herrn teilte, stellte ich den Rollstuhl in der Ecke am Fenster auf. Weil Bruno an dem niedrigen kleinen Tisch schon wegen seiner Größe nicht sitzen konnte, setzte er sich zu den Mahlzeiten in seinen Rollstuhl, klappte die Schreibplatte auf und konnte so bequem essen und trinken. Auch zu seinen Schreibübungen war der Rollstuhl der einzig geeignete Platz für Bruno, da konnte er in gerader Haltung sitzen — seinen linken Arm bequem auf die große Schreibplatte legen, die er in der richtigen Höhe vor sich hatte — und seine mühsamen Schreibübungen durchführen.

In der zweiten Woche erhielt Bruno Krankengymnastiken und Sprachheilbehandlungen. Die Logopädin riet mir, bei den Übungsstunden dabeizusein; und ich lernte durch richtiges Verhalten Bruno gegenüber, ihm bei der Überwindung seiner Sprachbehinderung zu helfen.

Zu dieser Zeit sprach Bruno einzelne Wörter schon gut nach, doch stieß er sie oft zu scharf heraus, oder sie klangen — infolge einer schlechten Atmung — abgehackt. Darum legte die Therapeutin besonderen Wert darauf, mit Bruno ein fließendes rhythmisches Sprechen einzuüben. Auch lernte Bruno in dieser Zeit, wieder laut vorzulesen; die Logopädin legte ihm mehrere Bücher zur Auswahl vor, und Bruno griff nach den Galgenliedern von Morgenstern, von denen er bald einige auswendig wußte, die er — auch in späteren Jahren — gerne zitierte:
„Blödem Volke unverständlich / treiben wir des Lebens Spiel. / Gerade das, was unabwendlich / fruchtet unserm Spott als Ziel."
Es waren die Sprachheilbehandlungen bei dieser Logopädin, die Bruno neue Kraft gaben, ihm eine Standfestigkeit verliehen, daß ihm — trotz aller Misere in diesem tristen Kasernenbau — die Hoffnung auf weitere Genesung nicht verlorenging.

Anfang Dezember hatte Bruno Besuch von seiner Frau, und auch sie war darüber entsetzt, wie ihr Mann — als Privatpatient — untergebracht war. Nachdem die Eheleute spazierengegangen waren, mußten wir uns — ein anderer Raum stand uns ja nicht zur Verfügung — in den verräucherten Aufenthaltsraum setzen. Die Frau meines Sohnes begann von ihrem Leben und den gemeinsamen Freunden zu erzählen; Bruno wurde unruhig und winkte ärgerlich ab: „Du — Du — sollst nicht — nicht immer — nur — nur von Dir reden!"
Eine lange räumliche Trennung lag nun schon zwischen den Eheleuten. Die Entscheidung des Herrn Professor B. in der Universitätsklinik am Wohnort meines Sohnes, die lebensrettende Operation von vornherein auszuschließen, hatte Bruno aus seiner Familie und aus seinem Freundeskreis verbannt.

Wenn wir spazierengingen, schaute Bruno immer wieder zu dem Hochhaus hinüber, auch waren wir einige Male in diesen modernen Neubau hineingegangen und hatten uns dort umgesehen. „Frag' doch!" brachte Bruno hervor, „frag' doch den Professor!" Doch als ich den Professor dann endlich einmal in seiner Sprechstunde bitten konnte, Bruno in den Neubau der Klinik zu verlegen, wenn dort ein Platz frei werde, fand ich kein Verständnis für diese Bitte, im Gegenteil: ich wurde gerügt, ich sollte nicht „wie eine Glucke" um meinen Sohn herum sein!
Ein Vertrauensverhältnis zu diesem Professor konnten weder Bruno noch ich aufbauen.

Da Bruno über das Wochenende keine Behandlungen erhielt, kam mir der Gedanke, daß ich ihn eigentlich am Freitag abend mit nach Hause nehmen könnte:
„Was meinst Du, Bruno, traust Du Dir eine Bahnfahrt schon zu?" fragte ich meinen Sohn. „Willst Du am Freitag mit nach Hause kommen?"
„Ja! — Ja — ich — — ja Mutter!" Bruno war ganz aufgeregt vor Freude auf eine solche Aussicht. Der Stationsarzt gab die Erlaubnis, und schon am nächsten Freitag nahm ich Bruno mit nach Hause: Wir fuhren mit dem Taxi zum Bahnhof, das Einsteigen in den Zug schaffte Bruno mit etwas Hilfe; und obgleich er am Ende der Fahrt schon sehr erschöpft war, sah ich Bruno seine Freude über diese neu gewonnene Freiheit an!
Es war der 2. Advent 1972 — und ein schweres Jahr lag hinter

uns. Aber nun saßen wir gemütlich daheim beisammen und dachten an das bevorstehende Weihnachtsfest. Ich fragte Bruno: „Wo willst Du die Feiertage verleben?" Langsam, nach Worten suchend sprach Bruno seinen Wunsch aus:
„Hier, hier. — Und — und ... soll mit — — mit Bernhard kommen!"
So war die junge Familie nach einer sehr langen Trennung in den Festtagen wieder zusammengekommen. Alles war noch ungewohnt. Mit zunehmender Genesung von Bruno, so hoffte ich, werden sich die anstehenden Probleme lösen lassen.

Das Jahr 1973 begann -
Bruno hatte von der Rehabilitationsklinik einen Weihnachtsurlaub bis zum 15. Januar erhalten; in dieser Zeit zeigte sich, daß er in unserem Haus gut allein zurechtkam. Zwar hatte Bruno auch hier kleine Anfälle, aber ich war da und wußte, wie ich ihm zu helfen hatte. (In der Rehabilitationsklinik war Bruno einmal bei einem Anfall in der Toilette liegengeblieben!)
Da ich an der Sprachtherapie hatte teilnehmen dürfen, konnte ich mit Bruno weiter Sprachübungen durchführen, und wir nahmen diese Arbeit sehr ernst.

Vor seiner Rückkehr in die Rehabilitationsklinik sollte Bruno sich noch einmal in der Universitätsklinik zu einer Kontrolluntersuchung einfinden. Meine Schwester und mein Neffe kamen schon am Abend vorher zu uns, um Bruno und mich in der Frühe des nächsten Tages mit ihrem Wagen in die Universitätsklinik zu bringen. Als wir nach der Untersuchung gegen 13 Uhr in der Rehabilitationsklinik eintrafen, war Bruno schon sehr erschöpft. Bei der Anmeldung erfuhr ich, daß Bruno wieder ein Zimmer in dem alten Kasernenbau zugewiesen wurde.
Müde und traurig schleppte sich Bruno die Treppe hoch, sah sich in dem dunklen kleinen Zimmer um und setzte sich — ohne etwas zu sagen — auf die Bettkante. Auch mir war sehr elend zumute. Meine Schwester und mein Neffe waren draußen beim Wagen geblieben, aber sie packten die für die Klinik bestimmten Sachen von Bruno nicht aus.
„Hier kannst Du Bruno nicht lassen!" sagte mein Neffe zu mir. „Das ist hier ja wie in einem Gefängnis!"
Und meine Schwester fragte mich:
„Kannst Du Bruno denn nicht bei Euch ambulant behandeln las-

sen?" Ja, diese Frage hatte ich mir auch schon im stillen gestellt. „Ich würde hier nicht bleiben!" Das war die Reaktion meines Neffen auf das, was er sah. „Nur weil Bruno als Kranker sich nicht wehren kann, muß er wieder hierbleiben?"
Und jetzt wußte ich, daß es meine Pflicht war, Bruno nach seinem Willen zu befragen: er hatte das Recht, selbst zu entscheiden, wo er weiterbehandelt werden wollte!

Bruno saß immer noch auf seinem Bett, als ich zu ihm kam. Kaum hatte ich ihn gefragt, ob er in der Klinik bleiben oder ob er wieder mit nach Hause kommen wollte, da hatte Bruno seine Entscheidung auch schon getroffen:
„Ich — ich — will nach Hause!"
Ich mußte sehr lange warten, ehe ich den Professor sprechen konnte, um ihm den Wunsch meines Sohnes vorzutragen. Der Professor machte Einwände, doch ich ließ mich nicht beirren:
„Mein Sohn und ich werden für ambulante Weiterbehandlung sorgen."
Und auf weitere Einwände des Professors sagte ich schließlich:
„Bitte, Herr Professor, entlassen Sie meinen Sohn. Wir übernehmen dafür die Verantwortung."
Der Professor und die Logopädin kamen danach noch zu meinem Sohn auf die Station. Bruno brachte seinen Wunsch, entlassen zu werden, selbst vor, worauf der Professor sich zurückzog.
Mit der Sprachtherapeutin hatten wir noch ein längeres Gespräch, sie gab Bruno gute Ratschläge und wünschte ihm weiterhin Erfolg bei seinen Bemühungen, die Sprachbehinderung zu überwinden.
Meine Schwester und mein Neffe hatten geduldig viele Stunden gewartet, bis ich endlich alles für die Entlassung geregelt hatte, dann fuhren wir — zusammen mit Bruno — wieder nach Hause.

4

Gleich am anderen Tage konsultierte Bruno unseren Hausarzt, der ihn schon behandelt hatte, als er noch zur Schule gegangen war. Dieser Arzt verordnete zuerst einmal die notwendigen Medikamente; und gemeinsam wollten wir uns nach einer Sprachheilbehandlung und nach Krankengymnastiken für Bruno umsehen.

Mit großer Geduld übte Bruno daheim das laute Vorlesen. Vor langer Zeit, als Bruno noch gesund gewesen war, hatte er seinem dreieinhalbjährigen Sohn ein „Buntes Wörterbilderbuch" geschenkt. Darin waren zu jedem Buchstaben des Alphabetes schöne bunte Bilder abgedruckt: A ein Affe, für B ein Bahnhof u.s.w. Und neben den Bildern standen kurze Sätze, die mein kleiner Enkel damals — von sich aus und aus lauter Freude! — bald auswendig hergesagt hatte. Dieses Buch nahm Bruno nun für seine Leseübungen; und was sein kleiner Sohn spielend gelernt und in guter Aussprache gesagt hatte, das gelang jetzt seinem Vater nur mit größter Mühe und äußerster Anstrengung — und oftmals erst nach vielen Versuchen:

„A — ein Affe — kann — gut — klettern."

„B — auf — dem — Bahnhof — halten — die — Züge — an."

Solche Übungen konnte Bruno damals immer nur für kurze Zeit (etwa fünf Minuten) durchführen, dann war er wegen seiner geringen Belastbarkeit völlig erschöpft.

Auch versuchte Bruno die kurzen Wörter aus diesem Buch abzuschreiben: am Anfang mußte er jeden einzelnen Buchstaben mehrmals laut aussprechen und sich dabei das Schriftbild, wie er es sah, genau einprägen, ehe er überhaupt in der Lage war, diesen einen Buchstaben auf sein Blatt hinschreiben zu können. Dieses mühsame „Abschreiben" erklärt, warum Bruno das Schreiben zunächst einmal in Druckbuchstaben neu erlernen und einüben mußte.

27.3 (73)

Kinder lachen. wenn sie fröhlich sind.

In jedem Lampion brennt eine Kerze.

30.3

In welchem Märchen gibt es Zwerge?

Die Zwiebel hat sieben Häute.

Erst im Laufe der Zeit und durch fleißiges Üben gelang es Bruno, die einzelnen Buchstaben etwas schneller nacheinander hinzuschreiben — und später war es ihm dann auch schon möglich, ein einfaches, kurzes Wort fließend von einem Vorbild abzuschreiben. Ein einfaches Wort hinzuschreiben, ohne das Schriftbild zu sehen, das gelang Bruno erst nach weiterem Üben durch viele Monate.

Wie in der Klinik, so wurde Bruno auch in dieser Zeit durch Anfälle, die etwa einmal wöchentlich auftraten, in der bereits erlangten Fähigkeit, zu sprechen und zu schreiben, wieder zurückgeworfen. Doch wenn Bruno sich von einem solchen Anfall erholt hatte, begann er erneut mit der mühsamen Arbeit: das Sprechen und das Schreiben zu erlernen.
Als Hilfe für die Sprachübungen hatten wir ein Tonbandgerät gekauft, mit dem wir einige von unseren täglichen Übungen aufnahmen. Und wenn wir das Tonband nach einigen Wochen noch einmal abhörten, hatte Bruno die Bestätigung, daß er etwas vorangekommen war. Außerdem konnte Bruno das Band an der Stelle, die ihm wichtig war, anhalten und mir dann unter großer Mühe erklären, was ich — seiner Meinung nach — falsch gemacht hatte. Hier folgt die Wiedergabe einer solchen Tonbandaufzeichnung vom Februar 1973:
„Nachdem wir am Vormittag ziemlich unbefriedigt ..."
„Ja!" (Bruno unterbricht mich immer durch sehr spontane Zwischenrufe; danach warte ich lange ab, ob er vielleicht noch etwas sagen will.)
„... von unseren Übungen aufgestanden sind und am Nachmittag darüber sprachen, haben wir jetzt das Band noch einmal abgehört."
„Ja!" (Bruno drückt damit seine Zustimmung aus.)
„Und wir haben festgestellt: meine Fragen kamen Dir zu einfach vor."
„Ja!" (Bruno meint damit: endlich sagst Du, was ich meine!)
„Habe ich Dich oft unterbrochen?"
„Ja! — und — unberechtigter — — Weise!"
„Darum Dein Unwillen?"
„Ja!" (Ein kurzes befreiendes Lachen: endlich sind wir zum Kern der Sache vorgestoßen!)
„Meine Fragen kamen immer zu einem Zeitpunkt, wenn Du gerne von Dir aus ..."

„Ja!" unterbricht mich Bruno.
„... etwas gesagt hättest."
„Ja!"
„Ich hätte größere Pausen machen müssen, in denen Du mehr..."
„hättest sagen können", vollendet Bruno meinen Satz.
„Dir fiel einiges ein, als Du die Bilder ansahst?"
„Ja!" (Bruno fühlt sich endlich verstanden.)
„Und wenn Du Zeit gehabt hättest, dann hättest Du einiges dazu sagen können?"
„Ja! — Ich — hätte — einiges — dazu — sagen können!"
„Daran siehst Du, daß Du vorangekommen bist."
„Ja!" (Bruno stimmt dem zu, selbstbewußt und voller Stolz.)
„Denn früher mußte ich so fragen, daß in meiner Frage schon die Wörter für Deine Antwort drinlagen."
„Ja!" — Das stimmt!"
„Jetzt möchtest Du die Antwort allein formulieren?"
„Ja!"
„Du bist heute vormittag in Unwillen geraten, und ich habe mich dadurch irritieren lassen. So war unsere Übung nicht gut. Wir haben früher schon besser miteinander gesprochen."
„Ja."
„Heute warst Du ein wenig gehemmt."
„Unwillig!"
„Ja — und das eigentlich auch..." Bruno unterbricht mich:
„Zu Recht!"
„Zurückblickend will ich Dich fragen: War das nun eine so schlechte Übung heute vormittag?"
„Nein!" Bruno lacht.
„Sie war gut, denn wir haben eine Erkenntnis daraus gewonnen."
„Ja!" Bruno pflichtet mir bei, wir sind beide erleichtert.
„Man muß ja auch mal Fehler machen..." Bruno unterbricht mich:
„Um — daraus — Erkenntnisse — zu — sammeln!"

Bruno und ich nahmen später auch Gespräche von uns auf Tonband auf, die wir führen mußten, um uns über die anstehenden Fragen und Probleme Klarheit zu verschaffen.
Aber erst in den kommenden Jahren sollte sich herausstellen, wie gut das gewesen war: Die Aussagen, die Bruno gemacht hatte und seine Willensäußerungen (!) ließen sich so belegen. Denn: solange Bruno infolge seiner Sprachbehinderung und seiner

Schreibunfähigkeit seine Wünsche und Forderungen bei seinem Juristen und den Ämtern nicht selbst vortragen konnte, mußte ich es für ihn tun; und leicht konnte da behauptet werden:
„Die Mutter entscheidet ja alles!"
Auch bezeugen diese Tonbänder, daß Bruno sich sehr deutlich an alles erinnern konnte, was ihm bei Beginn seiner Krankheit widerfahren war.

Ende Februar erhielt Bruno ein Schreiben von seiner Dienstbehörde:
„Betrifft: Vorbereitungsdienst
Sehr geehrter Herr M.
Gemäß § 4 Abs. 3 Buchst. c der Verordnung über die Ausbildung und Prüfung für das Lehramt an Höheren Schulen im Lande ... verlängere ich Ihren Vorbereitungsdienst über den 31.1.1973 hinaus.
Gleichzeitig teile ich Ihnen mit, daß ich das Staatliche Gesundheitsamt in ... gebeten habe, Ihre Dienstfähigkeit zu überprüfen. Ich mache vorsorglich darauf aufmerksam, daß ich bei Feststellung Ihrer Dienstunfähigkeit gehalten sein werde, Ihre Entlassung aus dem Beamtenverhältnis zu betreiben ..."
Nach einiger Zeit erhielt Bruno vom Amtsarzt des Hauptgesundheitsamtes die Aufforderung, mitzuteilen in welcher Klinik die Operation 1972 durchgeführt worden sei und welche Ärzte er danach konsultiert habe; auch mußte Bruno die Einverständniserklärungen unterschreiben, damit seine Krankengeschichte vom Amtsarzt angefordert werden konnte.
Später wurde Bruno von diesem Amtsarzt zum 4. Juli zu einer Untersuchung in das Hauptgesundheitsamt bestellt, und 1975 wird dieser Amtsarzt als Begutachter über Rehabilitationsmaßnahmen entscheiden.

5

Da Bruno in Abständen immer noch kleine Anfälle hatte, riet ihm unser Hausarzt, er solle zu seiner Behandlung noch einen Neurologen hinzuziehen. Nach langem Überlegen entschloß sich Bruno, Professor W. zu konsultieren. Dieses Vorhaben zwang mich, nun offen mit Bruno über die falsche Behandlung zu sprechen, die er an dem Wohnort seiner Familie erhalten hatte.

Bruno begriff seine Lage und stellte Fragen an mich, denen ich nun nicht mehr ausweichen konnte. Und seiner Sprache kaum wieder fähig, sagte Bruno:
„Ich — ich kann — Dir — den Vorwurf — nicht — ersparen, Mutter!
Warum hast Du — nicht viel früher! — für mich gesorgt?"
Ich hatte anderen Menschen vertraut, und ich hatte mich verunsichern lassen. So war ich untätig geblieben, als ich meinem kranken Sohn hätte helfen müssen. Um so mehr hieß es jetzt: zusammen mit Bruno richtig handeln. Darum baten wir den Neurologen, Herrn Prof. W., uns beide voll über alles zu informieren.

Nach dieser ersten und den folgenden Konsultationen und Behandlungen diktierte Prof. W. seiner Frau, die mit ihm zusammen die Sprechstunde durchführte, kurze Berichte:
... 5.3.73
Nach der Operation 1—2 mal wöchentlich sprachpädagogischer Unterricht und Massage und Bewegungsübungen ... Täglich zweimal spazierengehen. Denkvermögen einwandfrei, Sprachverständnis war nie gestört. Freie Rede nicht möglich, sowie lautes Lesen. Alle 8—10 Tage kleine Anfälle mit Zittern durch den ganzen Körper von 1—2 Minuten Dauer, die allmählich seltener werden und immer morgens auftreten, im Bad oder beim Frühstück. Anziehen allein ohne Hilfe möglich ... Treppen steigen allein, auf der Straße gehen allein. Therapeutische Möglichkeiten:
körperliches und geistiges Training intensivieren ...
Pat. kann fast alle Verrichtungen tun, benutzt die rechte Hand allerdings kaum und wenn, dann nur als undifferenziertes Stützwerkzeug.
... 2.4.73
Weil die Ehefrau sich mit dem Sohn für eine Woche ... zu Besuch angemeldet hat, wurde außerplanmäßig dieses Gespräch vereinbart. Die Frau wohnt mit dem Kind in G., ihre Zukunftspläne sind Pat. unbekannt, er leidet psychisch und die Mutter kann mit den festen Übungen in ihrem Tagesplan nicht vorankommen. Es wird die Frage nach seiner Geschäftsfähigkeit gestellt, da bisher die Ehefrau alle Verhandlungen ... für den Ehemann geführt und unterschrieben hat, ohne darüber Rechenschaft zu geben. Es wird empfohlen, jetzt um eine Einsichtnahme in die Papiere zu bitten. Es geht um die Fortzahlung des Gehaltes und damit um seine Unabhängigkeit. Eine Pflegschaft wegen „körperlicher Hinfällig-

keit“ soll nicht angestrebt werden, um ein evtl. Scheidungsbegehren nicht zu erleichtern.
... 26.4.73
Pat. sagt selbst „mir geht es ausgezeichnet". Die Übungen gehen weiter ... Heute zum erstenmal ist Pat. von zu Hause bis ..., wo die Massage und die Bewegungstherapie stattfindet, hin und zurück gegangen (4 km) ...
Der Besuch der Ehefrau mit dem Sohn vor Ostern war schwer für Pat.
„Es gibt einige Sachen, die mir absolut nicht passen. Aber das zu ändern liegt nicht in meiner Macht ... Kommt Zeit, kommt Rat."
Letzten Endes sei alles offengeblieben.
... 8.6.73
Seit 2—3 Wochen links in der Tiefe Kopfschmerzen, plötzlich auftretend, eher hell und stechend, im Liegen besser werdend nach etwa 1/4 Stunde ... Sonst weiter Fortschritte gemacht: „Nicht auf der Stelle getreten" ... „Ich habe das Gefühl, daß von links im Kopf neue Kopfschmerzen hinzugekommen sind.“ — „Soeben verspüre ich diese Kopfschmerzen."
Nach dieser Untersuchung überwies der Neurologe Bruno zu einem EEG in die Klinik, dieses wurde am 15. Juni ambulant gemacht.
... 21.6.73
Pat. ... hat den ganzen Tag über Kopfschmerzen ..., nimmt Th. nur, wenn es gar nicht mehr auszuhalten ist ...
Sprachliche Fortschritte sind deutlich, körperliche Geschicklichkeit nimmt zu. Trotz der Kopfschmerzen wurde die Krankengymnastik fortgesetzt ... Der EEG-Befund ist so, daß man mit einer Rehabilitationsklinik noch warten sollte.
... 29.6.73
Heute ein Gespräch allein mit der Mutter. Mit ihrem Sohn ist es nicht schlechter geworden, keine Anfälle mehr, nur die Kopfschmerzen kommen und gehen, sind links an der Operationsstelle und lassen sich durch die Medikamente nicht beeinflussen ... beim Liegen schwinden sie. Der Gemütszustand ist freundlich und geduldig. Frage nach dem EEG-Befund: Veränderungen an der Operationsstelle sind da, sagen aber nichts aus über Ursache (Narbe oder Neubildung). Der Gedanke, daß dem Sohn durch die Operation nur ein „Aufschub" und keine Rettung gegeben worden sei, beschäftigt die Mutter sehr. ... Die Mutter schaut zurück

und erinnert sich, daß eine psychische Veränderung ihres Sohnes zurückgeht, schon vor Jahren sei er immer ernster und passiver geworden ...
Sie habe ihn schon früher für krank gehalten. Als er aber dann schon ganz verändert gewesen sei, habe man ihr die Wahrheit verschwiegen ... Die Mutter hatte von Anfang an den kleinen Sohn aufgezogen, da die junge Frau in ihrer Ausbildung war, diese ist nun Beamtin geworden. Die Mutter fragt sich, was soll nun werden?
... 6.7.73
Ein beratendes Gespräch mit Pat. allein. Es geht um die bevorstehende Unterredung zwischen Pat., seiner Frau und mir. Es hat nicht den Anschein, als ob aus der Ehe noch etwas zu machen wäre.

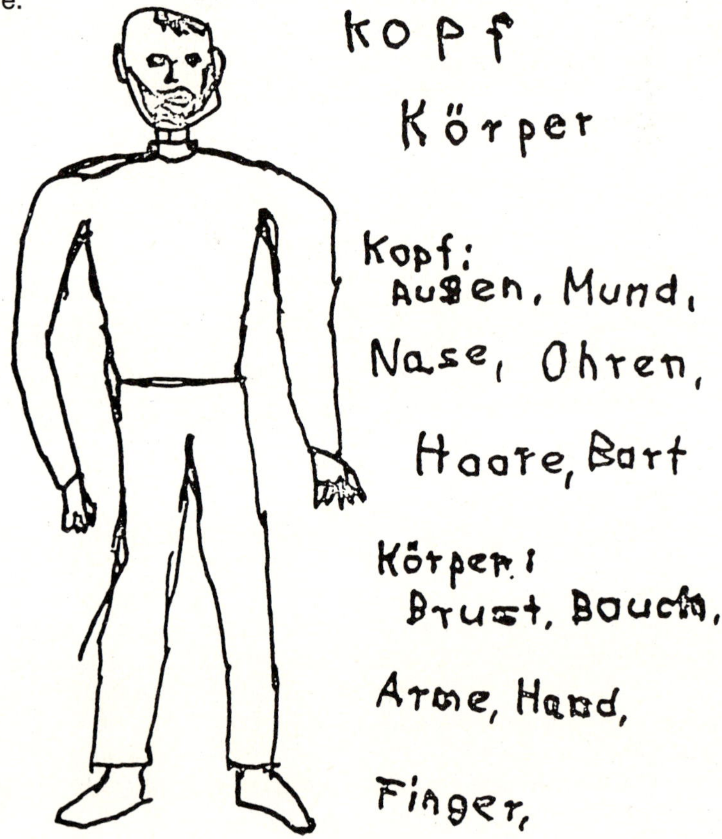

6

Trotz seiner zunehmenden Kopfschmerzen und den anderen Belastungen mühte sich Bruno, im Sprechen und Lesen sowie im Schreiben weiter voranzukommen. Wir hatten jeden Tag feste Übungszeiten, und die Tonbänder aus jener Zeit zeigen, wie es Bruno schon gelang, etwas zu erzählen, wenn man ihm die Ruhe und die ausreichende Zeit ließ, nach den richtigen Wörtern zu suchen und sie dann langsam nacheinander auszusprechen. Sobald er aber unter dem Zwang stand, schnell eine Antwort geben zu müssen, war die Sprachhemmung wieder da und schien immer noch unüberwindlich.
Bei schönem Wetter saß Bruno oft im Garten, las still für sich in seinen Fachzeitschriften oder übte beim Rätselraten das Schreiben: wenn Bruno die Fragen las, hatte er die richtigen Antworten — auch die schwersten — sofort im Kopf, aber es war dann eine mühsame Arbeit, das gedachte Wort nun hinzuschreiben. Bruno buchstabierte dabei laut und mußte viel Geduld aufbringen, bis er einen Buchstaben nach dem anderen „abgerufen" hatte und ihn hinschreiben konnte, er schrieb damals in Druckbuchstaben und mit der linken Hand.

Als Bruno seinen Namen in Druckbuchstaben schreiben konnte, gingen wir zum Polizeiamt, dort ließ Bruno seine jetzige Unterschrift beglaubigen. Auch richtete Bruno nun ein Girokonto für sich ein. Am Ende von vielen Auseinandersetzungen, die um die Frage seiner Geschäftsfähigkeit gegangen waren, hatte Bruno erreicht, daß sein Gehalt auf dieses Konto überwiesen wurde. Auch setzte Bruno nun durch, daß er in Zukunft alle Verhandlungen mit seiner Dienstbehörde und mit der Krankenkasse der Übersicht halber selbst führen konnte. Natürlich brauchte Bruno dazu Hilfe. Ich mußte mir sehr viel Zeit nehmen, um solche Schreiben mit Bruno durchzulesen und auf seine vielen Fragen einzugehen. Gemeinsam formulierten wir danach die Antwort, die ich dann mit der Maschine tippte, Bruno selbst konnte ja noch gar nicht schreiben. Wenn Bruno es schaffte, las er das Geschriebene vor, sonst tat ich es, und Bruno unterzeichnete dann mit seinem Namen. Das alles war für Bruno eine schwere Arbeit, aber gleichzeitig auch eine gute Übung. Vor allem aber: Bruno war nun über alle Vorgänge und Verhandlungen informiert.

Zu den Sommerferien brachte Brunos Frau Bernhard, der nun schon fünf Jahre alt war, zu uns; und ehe sie nach zwei Tagen wieder abreiste, suchte sie zusammen mit Bruno den Neurologen, Prof. W., in seiner Sprechstunde auf. Nach dieser Konsultation sagte Bruno verärgert:
„Der Neurologe haut in die gleiche Kerbe!"
Näheres gab Bruno nicht an, und ich wollte nicht indiskret sein und fragte nicht weiter nach.
Wir verlebten in diesem Sommer 1973 schöne Wochen miteinander. Mein Enkel nahm erfreut alles wieder in Besitz:
„Meine Sandkiste!" — „Mein Kletterbaum!" — „Meine Schaukel!" Sein helles Lachen und Rufen schallte durch Haus und Garten. Und so wild mein Enkel auch umherlief, so sanft und zärtlich ging er mit seinem Vater um. Die lange Trennung hatte das innige Verhältnis zwischen Vater und Sohn nicht getrübt und dem Kind schien die Veränderung bei seinem Vater gar nicht sehr aufzufallen. Nur einmal, als sich Bernhard an seinen Vater, der im Sessel saß, anschmiegte, betrachtete mein Enkel sehr aufmerksam den Kopf seines Vaters, meinte dann aber dazu:
„Deine Haare wachsen aber wieder!"
Auch konnte mein Enkel sich in kindlicher Unbefangenheit mit seinem sprachbehinderten Vater „gut unterhalten":
Bernhard fragte etwas, und wenn sein Vater dazu „Ja" sagte, plauderte der Junge munter weiter drauf los. Sagte sein Vater aber „Nein", dann wartete der lebhafte Junge bei diesem ersten Besuch gar nicht ab, sondern fragte weiter und weiter, bis Bruno ihm mit einem „Ja" zustimmen konnte.
Die Kinderspiele, die Bernhard so viel Freude machten, daß er sie immer wieder hervorholte, waren für seinen behinderten Vater mehr als nur ein Zeitvertreib, sie waren für ihn gleichzeitig Gedächtnisübungen. Ich entsinne mich, daß es Bruno anfangs schwer fiel, bei einer „sechs", die er gewürfelt hatte, seine Figur auf dem Brettspiel um sechs Stellen weiterzurücken.
Aber beim Puzzle-Legen, da war Bruno Bernhard weit überlegen, er ließ jedoch dem Kind genug Zeit, auch schwierige Bilder zusammenzusetzen und half nur aus, wenn Bernhard ihn darum bat. Getrübt wurde diese schöne Zeit dadurch, daß die Kopfschmerzen bei Bruno immer häufiger auftraten und heftiger wurden. Wenn er es gar nicht mehr aushalten konnte, legte Bruno sich auch am Tage hin, weil dann die Schmerzen etwas nachließen.

Zum Ferienende kam auch Brunos Frau noch zu uns. Ich ließ die junge Familie allein in meinem Haus wirtschaften und fuhr zu meiner Schwester, ich hatte Erholung nötig.

Anfang August brauchte Bruno eine Bescheinigung von dem Neurologen, Herrn Prof. W.; zwar erhielt er diese von der Frau des Professors zugestellt, bekam aber keinen Termin für eine erneute Konsultation.
Es war unser Hausarzt, der endlich die entscheidende Hilfe gab: Er überwies Bruno zurück an Herrn Professor Kautzky, der ihn im Jahre zuvor opieriert hatte. So wurde Bruno im Oktober in der Universitätsklinik untersucht. Aus dem Ergebnis:
„Das jetzt vorgenommene Szintigramm[8] hat im wesentlichen ergeben, daß der bekannte Tumorrest noch darstellbar ist, aber nicht zugenommen hat. Die genannten Ausfälle können sich noch weiter zurückbilden. Man kann dazu aber nur mit Übungsbehandlung beitragen. Für den Patienten störend ist, daß eine Stelle des Knochenrandes am hinteren Umfang des Knochendefektes als schmerzhaft empfunden wird. Da der Knochen an der Stelle röntgenologisch völlig unverändert ist, muß man die Schmerzen wahrscheinlich auf einen durch die Wunde durchtrennten Hautnerven zurückführen. Ich glaube, man sollte dagegen vorläufig nichts unternehmen, es sei denn, gelegentlich milde Analgetika[9]."

7

Eine ganz andere Sache beschäftigte Bruno im Herbst 1973 sehr und nahm ihm und auch mir viel von unserer Zeit, die wir lieber zu Sprachübungen genutzt hätten. Bruno hatte zu einem ehemaligen Klassenkameraden, der in unserem Wohnort berufstätig war, Verbindung aufgenommen und mit ihm seine Lage nach allen Seiten hin durchgesprochen. Dieser Freund riet Bruno, er sollte sich durch einen Juristen „absichern" und empfahl ihm einen Anwalt. Doch ehe Bruno diesen aufsuchen konnte, mußten wir aus seinen Tonbandaufzeichnungen ein schriftliches Protokoll zusammenstellen. Denn: Wie anders konnte der Sprachbehinderte seine Sache mit allen Argumenten dem Juristen vortragen? Der Anwalt hätte ja Tage gebraucht, um sich die langsamen Aussagen von Bruno anzuhören; einen solchen Zeitaufwand konnten wir von keinem Menschen erwarten. Das Abhören der Tonbänder und das Aufschreiben von Bruno's Aussagen war eine schwere zusätzliche Arbeit für mich, die ich nur nachts erledigen konnte, weil ich am Tage dazu keine Zeit fand.

Das Protokoll beginnt mit der Erklärung von Bruno:

„Um zu verhindern, daß mir durch meine Krankheit und ihre Folgen einmal ein Nachteil entstehen kann, will ich folgendes festgelegt wissen."

(Von den Aussagen, die Bruno über die Zeit von 1968 an gemacht hatte und die im Protokoll aufgeführt sind, geben wir hier nur die folgenden wieder).

„Bei Beginn meines Studiums — habe ich zuerst — etwas geschwankt — zwischen Mathematik und Physik, — — und mich dann für Physik entschieden. — — Das war aber auch kein Nachteil, — — denn — das Studium der Physik — — läuft in den ersten Semestern genauso — — wie — das Studium der Mathematik."

— — „Ich arbeitete an meiner Diplomarbeit im Institut — — an Messungen an Impedanzen. — Das war im Keller untergebracht."

Frage: „Hattest Du regelmäßig ein Mittagessen?"

„Unterschiedlich! — — Manchmal war es wichtig, dazubleiben. — — Das — klappte auch alles nicht so, — wie — ich es mir gedacht hatte. — Da habe ich — einen Umbau — an der Apparatur vorgenommen. — — Nämlich von Röhrengerät — — — auf Transistorgerät! — Und das klappte dann! Und da war ich — besonders stolz darauf, — — daß ich mir auf diese Weise — selbst geholfen hatte."

„Inzwischen hatte auch — die Institutsleitung gewechselt — — und da war ich — auch schon — zu scheu geworden, — daß ich mich gar nicht traute, — — um — um — um eine — —" Diese Aussage endete mit einem Stöhnen.

Frage: „War denn niemand für die Instandhaltung der Geräte im Institut zuständig?"

„Nein! Das hätte Jahre gedauert! — — Also — da war es schon das beste, was man machen konnte — — man setzte sich selber dran! — — Und ich als alter Radiobastler — war — — — es machte mir auch Spaß! — Und ich merkte nicht, — — daß mir die Zeit unter den Nägeln brannte!"

„Ich mußte — meine Diplomarbeit beenden — — unter Zeit-

druck! — Ich weiß nur, daß ich ziemlich elend war —."
Frage: „ ... und nach Deinem Diplom?"
„Ich entschloß mich, — die Studienratslaufbahn — einzuschlagen.
— Nachdem ich eine Pause — eingeschoben hatte, — um unsere Wohnung einzurichten. — — Da das Studienseminar erst im Herbst — begann, — bemühte ich mich darum, — an einem Gymnasium zu unterrichten."
Frage: „Als Euer Sohn dann bei Euch war, wer brachte ihn morgens zum Kindergarten?"
„Ich! — — Immer nur ich! — — Und das war für mich manchmal — — " Eine Pause, — Bruno stöhnt.
„ ... und eigentlich verantwortungslos! Das war eine Folge — — von — von dem Tumor! — Der — — — ja, und ohne daß ich erkennen konnte, — — daß ich bereits krank war! Und — — und das Schreckliche daran ist nämlich — die Tatsache, die man vergißt: — — man ist nicht mehr zurechnungsfähig! — — Aber — man fühlt sich noch — — wie im Besitz seiner Kräfte."
Frage: „Hast Du in der Zeit Ärzte aufgesucht?"
„Ja! Ja, — — Dr. ... (Bruno nennt den Namen des Arztes!) Wegen — — wegen Nachschleifen des Beines!"
Frage: „Hat er Dir geraten, zu einer Untersuchung in die Universitätsklinik zu gehen?"
„Nein! — Nein, das wäre mir in Erinnerung geblieben! — — Etwas anderes ist mir in Erinnerung: — — daß ich — einige Male — umgekippt bin — beim Zigarettenholen! — — Und dann fanden sich immer hilfsbereite Menschen, — — die mir halfen — die mir auf die Beine halfen! — Ja! — — Und mich nach Hause brachten! Ja! — Und das ist meiner Meinung nach — — drei — bis viermal — gewesen."
Bruno fährt lebhaft fort, zu erzählen:
„Auch Frau ... (Bruno nennt den Namen), — — die den Kindergarten leitet, — — wo Bernhard immer hingebracht wurde, — — hat einmal zu mir gesagt:, So kann ich Sie doch gar nicht fahren lassen! — In dem Zustand, in dem Sie sich befinden! ' — Frau ... hatte aber in der Stadt zu tun — — und hat mich mitgenommen — und dann — vor der Haustür abgesetzt." — —
Und Bruno erzählt von sich aus weiter:
„Aber da war noch einiges: — — Die Leute — — die Leute meinten — — ich stände immer unter Drogeneinwirkung! — Ja! — —

Das weiß ich deshalb positiv, — — weil — einige Damen mich ansprachen: ‚Na, wieder zuviel gehascht?' — — Zwei ältere Damen. — — Und ich konnte nicht antworten."

Frage: „Warum hast Du nicht selbst eine Untersuchung in der Universitätsklinik verlangt?"

„Das konnte ich schon nicht mehr! — — Das ist ja das Tückische an — derartigen Krankheiten!"

Frage: „Warum wolltest Du im Januar aus der Rehabilitationsklinik in unser Haus entlassen werden?"

„... das erschien mir nicht nur — ein möglicher Weg — — sondern — der einzig mögliche Weg! — — Denn — denn — wie stellst Du Dir das anders vor — ?"

Das Protokoll endet mit Brunos Aussage:

„Eine Entscheidung und Klärung — über meine Familienangelegenheit — hebe ich mir auf, — bis ich völlig gesund bin."

Bruno übergab dem Anwalt auch eine Bescheinigung von seinem Hausarzt, darin hieß es:

„Herr M. mußte sich 1972 einer Gehirntumoroperation unterziehen. Seit dieser Zeit besteht bei ihm eine sich zurückbildende Lähmung der rechten Körperseite mit entsprechender Sprachstörung. Trotz dieser Behinderung ist Herr M. voll geschäftsfähig. Er ist genau über alle örtlichen und zeitlichen Geschehnisse orientiert und durchaus in der Lage, trotz der bestehenden Sprachbehinderung seine eigenen Ansichten und Wünsche zum Ausdruck zu bringen."

Bruno ersuchte den Anwalt, mir — seiner Mutter — die Generalvollmacht zu erteilen. Von dieser Vollmacht habe ich nie Gebrauch gemacht — aber sie gab mir die Berechtigung und die Sicherheit, Bruno in schwierigen Situationen und Verhandlungen, in denen er sich wegen seiner Sprachstörung nicht durchsetzen konnte, zu helfen.

Die Anfälle bei Bruno waren seltener geworden, es traten in Abständen nur noch „kleine Entladungen" auf. Aber die Kopfschmerzen ließen sich auch durch Medikamente nicht beheben, sie nahmen eher noch zu.

„Man kann sich an alles gewöhnen", sagte Bruno einmal, als ich mich nach seinem Befinden erkundigte; aber oft mußte er doch die Krankengymnastik oder die Sprachtherapie absagen, weil er es einfach nicht schaffte, mit so starken Kopfschmerzen noch zu arbeiten.

Viel Ärger gab es mit der Krankenversicherung:
Bruno hatte sich zu Beginn seiner Referendarzeit bei der NOVA privatversichert, weil er einen Teil der Krankenkosten durch die Beihilfe erstattet bekam. Nun aber wollte die NOVA längst nicht alle Behandlungen bezahlen, und auch um die notwendigen Taxenfahrten gab es viel Schreiberei, sowohl mit der NOVA als auch mit der Dienstbehörde meines Sohnes. Viele Auslagen für notwendige Behandlungen und Fahrten wurden Bruno überhaupt nicht rückerstattet, er mußte sie von seinem Gehalt bezahlen, das er zu der Zeit noch erhielt.

Vor dem Weihnachtsfest 1973 äußerte Bruno den Wunsch, zu seiner Familie zu fahren. Ich gab zu bedenken, daß ich ihn begleiten müsse, weil er infolge seiner Behinderungen ja nicht allein fahren könne. Doch Bruno bestand darauf, das Fest zusammen mit seiner Familie in seiner Wohnung zu verleben:
„Schließlich bezahle ich ja die Hälfte der Miete."
So fuhren Bruno und ich kurz vor dem Fest in seinen ehemaligen Wohnort und verlebten dort die Weihnachtstage.
Da seine Frau schon vorher in der Evangelischen Lebensberatung gewesen war, bot es sich an, daß auch Bruno dort vorsprach. Aber es war nur ein Vertreter für den Psychologen da, der die Frau meines Sohnes beraten hatte, so erbrachte das Gespräch nichts. — Bruno kam unverrichteter Sache wieder mit mir zurück in mein Haus, müde und traurig.

8

Das Jahr 1974 hatte begonnen.
Wenn seine Kopfschmerzen es zuließen, übte Bruno mit meiner Hilfe das Sprechen: ich stellte Fragen, die er möglichst schnell beantworten wollte. Außerdem las Bruno mir oft vor und machte Schreibübungen, das alles war sehr mühsam, weil die Kopfschmerzen seine Leistungsfähigkeit einschränkten. Oft lag Bruno auch am Tage auf der Couch, hörte eine Radiosendung oder ließ sich von mir etwas vorlesen.
Ende Januar erhielt Bruno von seiner Dienstbehörde den Bescheid, daß er zum 1. April 1974 entlassen wird.
Alle anderen Probleme traten nun in den Hintergrund, vorrangig war die Frage: Wer finanziert dann den Lebensunterhalt für den

Schwerbehinderten? Da Bruno nur ein Jahr lang rentenversichert gewesen war, reichten die gezahlten Beiträge für einen Rentenanspruch nicht aus; und die Jahre seines Studium vorher wurden als Arbeit ja nicht bewertet, weil in dieser Zeit keine Beiträge gezahlt worden waren.

Meine Kriegshinterbliebenenrente reichte aber nur knapp für mich, und es war schon schwer genug, davon auch die anfallenden — jetzt immer dringender werdenden Reparaturen in meinem Haus zu bezahlen. Und Brunos Frau? Würde sie den Unterhalt für ihren Mann zahlen, wenn dieser weiter in meinem Hause leben wollte, weil ihm die Rückkehr in seine Familie unmöglich gemacht worden war?

Wir konnten uns jetzt vor einer Absprache nicht mehr drücken, es mußte endlich eine klare Entscheidung getroffen werden!
Aber wer konnte uns dabei helfen?
Unser Hausarzt riet Bruno, die Verbindung mit der Lebensberatungsstelle, die seine Frau aufgesucht hatte, nicht abreißen zu lassen; er schlug vor, daß zunächst die junge Frau und ich uns dort zu einem Gespräch zusammenfinden sollten, erst danach sollten sich die Eheleute von dem Psychologen beraten lassen. So machten wir für Mitte März den ersten Termin in der Beratungsstelle aus. Meine Schwester kam, um bei Bruno zu bleiben, und ich fuhr zu seinem ehemaligen Wohnort.

Bei dem Psychologen in der Lebensberatungsstelle zeigte sich erneut, wie schwierig die Situation für uns alle war: für meinen behinderten Sohn, für seine Frau und für mich.
„Sie müssen an die Zukunft denken", sagte der Psychologe, als ich auf den Ausgangspunkt aller Probleme hinwies, auf die verhängnisvolle Fehlentscheidung des Herrn Professor B.: „Eine Operation ist nicht möglich". Durch diese Entscheidung hatte die Entfremdung zwischen den Eheleuten begonnen; und die von mir herbeigeführte Operation in einer anderen Universitätsklinik, die meinem Sohn ein Weiterleben ermöglichte, führte dann auch zu der räumlichen Trennung der Eheleute u.s.w.
Wir redeten noch eine Weile an den wahren Problemen vorbei und gingen dann auseinander, ohne etwas besprochen zu haben. Und da Brunos Frau den Psychologen der Evangelischen Lebensberatung später nicht mehr aufgesucht hat, ist es zu einer Beratung der Eheleute nicht gekommen.

Schon vor der Fahrt hatten wir vereinbart, daß ich meinen Enkel zu den Osterfeiertagen zu seinem Vater mitnehmen sollte. So kam ich nicht ganz „mit leeren Händen" zurück: Die Freude an seinem Sohn ließ bei Bruno anderes zurücktreten.

Herausgeber und Verlag: Der Bundesminister für Arbeit und Sozialordnung
5300 Bonn · Duisdorf · Postfach · Telefon 741
Verantwortlich: Manfred Jahn · Referat Öffentlichkeitsarbeit

Jahrgang VIII Sonderausgabe 11. April 1974

Das neue Schwerbehindertengesetz

Gesetz zur Weiterentwicklung des Schwerbeschädigtenrechts verabschiedet

Mit der Verabschiedung des Schwerbehindertengesetzes ist ein entscheidender Schritt zur Verwirklichung der Regierungserklärung vom 18. Januar 1973 getan worden, in der die Bundesregierung angekündigt hatte, verstärkt den behinderten Mitbürgern zu helfen, die durch persönliches Schicksal am Rande der Gesellschaft leben, und ihnen in Beruf und Gesellschaft bessere Chancen zu eröffnen. Das neue Schwerbehindertenrecht ist zugleich Kernstück des Aktionsprogramms der Bundesregierung zur Förderung der Rehabilitation vom April 1970.

Durch die Entlassung aus seinem Dienstverhältnis begann für Bruno und für mich ein zeitraubender und nervenaufreibender Kampf mit Behörden und Personen, der uns durch Jahre schwere Belastungen aufbürdete und darum den Genesungsverlauf bei Bruno hemmte. Zuerst war es notwendig, sich einen Durchblick zu verschaffen, wie für Bruno Lebensunterhalt, Übernahme der Krankenkosten und die familiären Probleme juristisch geregelt werden könnten. Da wir am Stadtrand wohnten und ich kein Auto fahre, waren unsere Fahrten zu den Behörden, zum Arbeitsamt, zur Bundesversicherungsanstalt für Angestellte und zum Juristen für meinen schwerbehinderten Sohn anstrengende Tagesreisen. Doch bald sah Bruno ein, daß er gar nicht in der Lage war, Unterhaltsansprüche gegenüber seiner Frau durchzusetzen und er beantragte Sozialhilfe.

Unser Hausarzt hatte Bruno — wie verabredet — wieder zu Herrn Prof. Kautzky, der Bruno 1972 operiert hatte, überwiesen. Anfang April wurde Bruno in der Universitätsklinik untersucht: Herr Prof. Kautzky nahm an der Stelle, wo Bruno die Kopfschmerzen hatte, eine Lokalanästhesie[10] vor, nach der Bruno ohne Schmerzen war, allerdings nur vorübergehend. Herr Prof. Kautzky schlug vor, er

wollte, unter der Vorstellung eines Periostreizes[11] oder eines Hautnervenneuroms[12], eine kleine Narbenkorrektur vornehmen, allerdings müßte Bruno dann für einige Tage in die Klinik aufgenommen werden.
Bruno und ich teilten dieses Ergebnis der Untersuchung seiner Frau mit und schrieben weiter:
„Überraschend schnell kam am vergangenen Montag der Anruf, Bruno könnte in die Klinik aufgenommen werden. Brunos Freund brachte uns nach ..., und gleich am anderen Morgen führte Herr Professor Kautzky den Eingriff mit Erfolg durch: Bruno ist ohne Kopfschmerzen! Und schon am Tage darauf konnte er wieder mit nach Hause kommen. Weil die NOVA sich geweigert hatte, die Fahrkosten zu dieser Untersuchung und Behandlung zu übernehmen, hatte ich meinen Neffen gebeten, uns von der Klinik abzuholen und heimzufahren.
Das Schreiben der NOVA legen wir hier in diesen Brief ..."

15.5.1974

Betr.: Krankenversicherung VS-Nr. 1 085 320/002

~~Sehr~~ geehrter Herr M.

Nach den vertraglichen Bestimmungen sind Kosten für Fahrten zur ambulanten Behandlung nicht ersatzfähig. Auch die Kosten für Ihre Behandlung⊗ können im tariflichen Rahmen von uns nicht übernommen werden.
⊗ Sprachheilbehandlung

Mit Rücksicht auf den besonders gelagerten Sachverhalt wollen wir Ihnen entgegenkommen und erklären uns bereit, von den vorgenannten Aufwendungen

300,-- DM

als freiwillige Leistung zu übernehmen. Wir müssen jedoch darauf hinweisen, daß das vorstehende Angebot eine Sonderregelung darstellt, aus der künftig Leistungsansprüche in ähnlich oder gleich gelagerten Fällen nicht hergeleitet werden können.

Weiter schrieben wir an Brunos Frau:
„Bruno hat diese Erklärung für die NOVA noch nicht unterschrieben, es muß erst nach allen Seiten hin geprüft werden, welche Folgen das haben wird. Noch ist die Rehabilitation ja gar nicht angelaufen, die hohen Kosten kommen doch erst! Und da bietet

die NOVA für insgesamt 1.050,— DM, die für Sprachtherapie, Krankengymnastik und Taxenfahrten bezahlt werden mußten, 300,— DM an!
... Also muß auch diese Frage über das Sozialamt geklärt werden: Wer übernimmt in Zukunft die Kranken- und Behandlungskosten, einschließlich der Fahrkosten für uns beide?
Bruno bittet Dich nun, ihm einen Bescheid von Deiner Dienstbehörde über die Anerkennung der Beihilfefähigkeit zuzusenden, damit er dieses Schreiben gleich beim Sozialamt vorlegen kann ...
Bruno geht es nach der Narbenkorrektur gut, endlich ist er die Schmerzen los, die seine Leistungsfähigkeit hemmten! Das ist eine große Freude und spornt uns an, jetzt Rehabilitationsbehandlungen anzupeilen. Übermorgen muß Bruno noch einmal zu Herrn Professor Kautzky zum Verbandswechsel. Wir müssen uns ein Taxi nehmen und mit der Bundesbahn fahren. ...
Wir schreiben jetzt an das Rehabilitationszentrum in ... und hoffen, daß sich da bald etwas ergibt. Vielleicht wissen wir Pfingsten schon mehr. Hättest Du nicht Lust, mit Bernhard zu uns zu kommen?..."

Bruno hatte trotz seiner Kopfschmerzen in den vergangenen Monaten den Mut nicht sinken lassen; wir hatten einige Rehabilitationskliniken angeschrieben, und Bruno hatte sich für eine Neurologische Klinik im süddeutschen Raum entschieden. Nun, nach dem Erfolg der Narbenkorrektur wollte er keine Zeit mehr verlieren, und wir baten die ausgewählte Rehabilitationsklinik um einen baldigen Aufnahmetermin.
Kurz darauf erhielt Bruno die Nachricht, daß er am 7. August in die Rehabilitationsklinik aufgenommen werden könnte; ungeklärt war aber immer noch, wer die Kosten dafür übernehmen sollte. Da die Zeit drängte, schrieben Bruno und ich sofort an seine Frau: „... Wir hoffen Dir in wenigen Tagen alle Unterlagen für die Beihilfe durch Deine Dienstbehörde zusenden zu können. Bitte benutze Deinen ersten Ferientag dazu, persönlich bei Deiner Behörde vorzusprechen und erkläre dort, wie dringend Bruno die Anerkennung der Beihilfe braucht. Und mache bitte „Dampf dahinter", daß die Beihilfe für April und Mai endlich an Bruno ausgezahlt wird. Bitte kläre auch die Frage, woher bekommt Bruno das Geld für die Fahrt (Schlafwagen) zur Rehabilitationsklinik und den Pflegesatz für die ersten zehn Tage dort, diese Summe muß ja bei der

Aufnahme sofort eingezahlt werden. Alles hängt jetzt davon ab, daß eine Übernahme der Kosten schnell sichergestellt ist, sonst wird womöglich der Aufnahmetermin hinfällig.
Bei der NOVA haben wir bereits die notwendigen Schritte unternommen und warten nun auf den Bescheid. Aber die Rückerstattung der Behandlungskosten, die Bruno in den letzten Monaten selbst bezahlen mußte, ist hier dadurch blockiert, daß Deine Dienstbehörde so langsam arbeitet. Wir bitten Dich, Brunos finanzielle Situation dort einmal deutlich vorzutragen: von dem Sozialhilfesatz für seinen Lebensunterhalt kann Bruno unmöglich die notwendigen Behandlungen bezahlen.
Bitte denke auch an die Bescheinigung Deiner Behörde darüber, welche Behandlungskosten sie in Zukunft für Bruno übernimmt; Bruno braucht diese Bescheinigung dringend für das Sozialamt, weil das Sozialamt erst dann etwas für ihn tun kann. Wir haben hier sehr viel Lauferei und Schreibarbeit, da hoffen wir auf Deine Hilfe, was Deine Behörde betrifft.
Da Bruno nun schon Ende der Sommerferien abreisen muß, wollen wir Dich fragen, ob Bernhard gleich zu Beginn der Ferien zu uns kommen kann. Wie liegen da Deine Pläne?..."

Unser Hausarzt hatte von Herrn Professor Kautzky einen kurzen Bericht erhalten:
„... Wie verabredet haben wir Herrn M. für zwei Tage in unserer Abteilung stationär aufgenommen und eine Narbenexzision[13] durchgeführt. Der Erfolg ist bisher ausgezeichnet, Herr M. ist schmerzfrei. Der vorgesehene Aufenthalt in der Rehabilitationsklinik Gailingen ist wärmstens zu befürworten."

Am 1. Juli waren wir erneut zum Sozialamt gegangen: Bruno hatte inzwischen fast 2.000,— DM für Behandlungs- und Fahrkosten selbst bezahlen müssen und über die Beihilfe seiner Frau noch nichts zurückbekommen; damit war aber auch die Kostenerstattung durch die NOVA blockiert: Erst wenn die Dienstbehörde den einen Teil der Krankenkosten übernommen hatte, prüfte die NOVA, welchen Anteil sie zu übernehmen bereit war. Die kleinen finanziellen Reserven von meinem Sohn waren aufgebraucht, es mußte nun schnell etwas geschehen.
Damit die Aufnahme in die Rehabilitationsklinik nicht wegen der fehlenden Kostenübernahme scheiterte, griff der Leiter des Sozialamtes helfend ein und übernahm nun die Kosten für die Reha-

bilitationsbehandlung; er vereinbarte aber gleichzeitig mit Bruno, daß das Sozialamt seine Ansprüche gegenüber seiner Frau und deren Dienstbehörde auf dem Amtswege durchsetzen würde.
Aber dann wurde noch die Frage gestellt, warum Bruno nicht eine Klinik in Norddeutschland aufsuchte, die hohen Fahrkosten ließen sich doch vermeiden.
Erst als unser Hausarzt bescheinigt hatte, daß nicht irgendeine Klinik in Frage käme, sondern daß „diese Rehabilitationsklinik in besonderem Maße für die Nachbehandlung von Hirnschäden geeignet ist", wurden die Klinik- und Fahrkosten für Bruno übernommen. Der für uns schon unerträglich gewordene Kompetenzstreit war endlich beendet.

Da Bruno wegen seiner geringen Belastbarkeit und wegen der Anfälle, die hin und wieder unvorhergesehen auftraten, die lange Reise zur Rehabilitationsklinik nur im Schlafwagen durchstehen konnte, holten wir bei der Bundesbahn Auskunft ein. Die Antwort, die wir erhielten, war so unbefriedigend, daß wir an die Bundesbahnbezirksdirektion schrieben:
„Betr.: Fahrpreisermäßigung für einen Schwerbehinderten
Folgende Auskunft wurde mir und meinem Sohn in Ihrem Reisebüro gegeben: Mein Sohn und ich — die Behinderungen meines Sohnes durch Lähmung und Aphasie machen die Begleitung durch eine Person erforderlich — können in einem Schlafwagenabteil der 2. Klasse nicht zusammen reisen, da hier die Fahrgäste nach Geschlecht getrennt werden. Ein Schlafwagenfamilienabteil gibt es nur in der 1. Klasse und setzt voraus, daß sowohl die Fahrkarte für den Behinderten als auch die für seine Begleitperson für die 1. Klasse gelöst sein müssen ... Bei den vielen Vergünstigungen, die die Deutsche Bundesbahn — besonders jetzt in der Ferienzeit ! — anbietet, ist immer nur an die Erholung und an die Reisefreuden für gesunde Menschen gedacht worden. Mein behinderter Sohn und ich fragen an, welche Vergünstigungen die Bundesbahn für die Bürger anzubieten hat, die nicht zu ihrem Vergnügen reisen, sondern zu einer ärztlich verordneten Rehabilitationsbehandlung und eine so weite Strecke wie die von ... bis ... infolge ihrer Behinderung nur im Schlafwagen und zusammen mit einer Begleitperson zurücklegen können.
Als Kriegshinterbliebene weiß ich, daß Schwer-Kriegsbeschädigte bei der Bundesbahn mit einer Fahrkarte der 2. Klasse die 1. Klasse benutzen dürfen. Mein Sohn und ich fragen:

‚Kann eine gleiche Regelung nicht auch für einen Schwerbehinderten getroffen werden?'
Wir hoffen auf eine baldige Antwort."

DEUTSCHE BUNDESBAHN
GENERALVERTRETUNG BREMEN
der Bundesbahndirektion Hannover

DB

IHRE ZEICHEN | IHRE NACHRICHT VOM | UNSERE ZEICHEN

8 Tpe 9. Juli 1974

BETREFF

Auskunft

Sehr geehrte Frau M.!

Ihre Anfrage vom 4. 7. 1974 hat das Bundesbahn-Betriebsamt zuständigkeitshalber an uns weitergeleitet.

Die Ihnen von unserem Reisebüro gegebene Auskunft über die Bedingungen und Fahrpreisberechnung einer Fahrt mit dem Schlafwagen nach Gottmadingen ist richtig, und wir können diese Angaben nur noch bestätigen.

Einem Begleiter von Schwerbehinderten darf nach den zur Zeit gültigen Tarifen eine unentgeltliche Beförderung nicht gewährt werden. Auch sieht der Tarif für Schwerbehinderte keine anderen Vergünstigungen – Benutzung der 1. Wagenklasse mit Fahrausweis 2. Klasse – vor.

Obwohl wir Verständnis für Ihren Notfall haben, bedauern wir, Ihnen mitteilen zu müssen, daß wir in Ihrem Falle keine Ausnahme machen können. Wir sind gehalten, unsere Tarifbestimmunge[n] gegen jedermann in gleicher Weise anzuwenden.

Wir hoffen auf Ihr Verständnis für unseren ablehnenden Bescheid und verbleiben

mit freundlichen Grüßen

9

Trotz der vielen Belastungen hatte Bruno in den zurückliegenden Monaten weiter an sich gearbeitet: sein Vorlesen war ein wenig flüssiger geworden, und die Pausen beim Sprechen wurden kleiner. Auch das Schreiben ging Bruno jetzt schon etwas schneller von der Hand, allerdings schrieb er noch immer in Druckbuchstaben und mußte dabei lautieren, d.h.: er mußte, nachdem er das Wort laut ausgesprochen hatte, auch jeden einzelnen Buchstaben laut — und oft mehrmals nacheinander hersagen — also „abrufen", ehe er ihn hinschreiben konnte.
Außerdem stand nun fest, daß Bruno in Zukunft auch beim Schreiben Linkshänder bleiben müsse, da er seine rechte Hand dazu nicht gebrauchen konnte.

Bremen, 28. 6. 74

Heute waren wir in der Stadt.
Wir haben beim Reisebüro nach
Zugverbindungen gefragt – für
unsere Reise nach

(20 m)

30.6.74

Heute ist Sonntag.
In dieser Woche habe ich das
Rätsel allein geraten.
Ich weiß schon die Lösung:
Dietrich Buxtehude.
Er war ein deutscher Kirchen-
musiker.

Sonnabend, 13. 7. 74

Alle 14 Tage bekomme ich die "Funkschau". Einmal im Monat erscheint der "elektor". Beides sind Fachzeitschriften.

Reiseempfänger
Verkehrsfunk
Amateurfunk unterwegs
Elektronische Linearskala

Dienstag, 16. 7. 74

Heute bin ich allein zur Post gegangen und habe da Briefmarken gekauft:

6 Marken "amnesty international"
10 Marken "Holbein"

Auch übte Bruno täglich, Zahlen richtig zu lesen und das Schreiben von Zahlen. Jetzt, im Juni 1974, konnte Bruno schon zweistellige Zahlen, die ich ihm diktierte, richtig hinschreiben, noch vor Monaten hatte er das nicht fertiggebracht. Hatte ich damals „sechsunddreißig" gesagt, dann hatte Bruno das Wort „sechsunddreißig" wiederholt, um es nicht zu vergessen. „Sechsunddreißig" — und wenn er zum Schreiben angesetzt hatte, war zuerst die Zahl „6" aufs Papier gekommen. Irritiert hatte Bruno dann angehalten, weil er das Schriftbild sah, seinen Fehler erkannte und ihn verbessern wollte; doch wenn er zum Schreiben ansetzte, passierte es oft, daß er wieder die „6" zuerst hinschrieb.
Bruno hatte viel Geduld und Mühe aufbringen müssen, bis er zweistellige und später mehrstellige Zahlen richtig hinschreiben konnte. Ein Übungsblatt zeigt den ersten Erfolg:

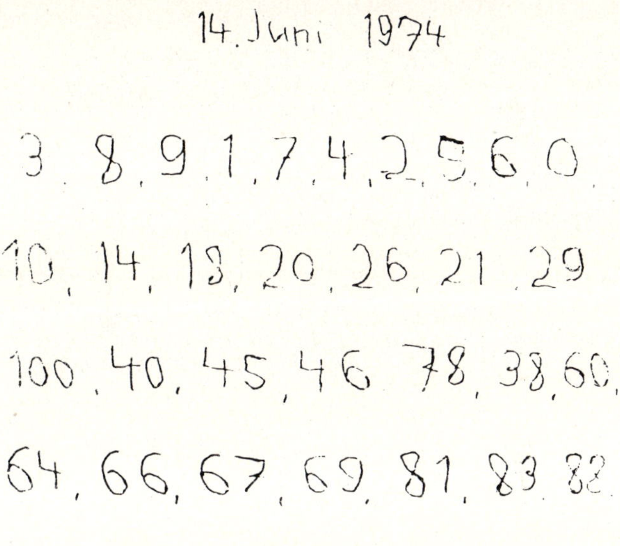

Auch das gemeinsame Singen, zu dem man uns in der Universitätsklinik geraten hatte, vergaßen wir nicht; dabei fiel Bruno einmal ein Lied ein, das er als Student oft gesungen hatte. Und weil er sich beim Singen beser an den Text des Liedes erinnern konnte, sang Bruno mir eine Zeile nach der anderen vor, und ich schrieb den Text in lateinischer Schrift nieder, die Bruno zwar lesen doch nicht selbst schreiben konnte. Immerhin aber gelang es Bruno, den in lateinischer Schrift geschriebenen Text in Druckbuchstaben „zu übersetzen" und diese dann (ohne Vorlage!) aus dem Kopf hinzuschreiben.

Mittwoch, 17.7.74

Commerslied

Was die Welt morgen bringt
ob sie mir Sorgen bringt,
Leid oder Freud –
komme was kommen mag
Sonnenschein – Wetterschlag
morgen ist auch ein Tag:
Heute ist heut!

In den Sommerferien besuchte uns Bernhard — und erst jetzt, da wir keine Sorgen mehr um Brunos Rehabilitationsbehandlung hatten, konnten wir uns über das Erreichte freuen, das Wiedersehen genießen und voll Hoffnung in die Zukunft sehen.

Seit Montag ist Bernhard bei uns.

Die Kirschen sind (fast alle)
reif. Mutter, Bernhard, und
ich – und die Vögel! – es-
sen alle eifrig Kirschen. Wir
haben auch schon Kirschen
entsteint und eingekocht. 25.7.74

10

Am 7. August 1974 wurde Bruno in das Neurologische Rehabilitationskrankenhaus Prof. Schmieder, Gailingen, aufgenommen; und der Chefarzt, Herr Dr. Kisch, legte nach eingehender Untersuchung die Behandlungen für Bruno fest: Umstimmungs-, Bürsten- und Unterwassermassagen, medizinische Bäder und Vierzellenbäder. Zur Erlangung einer größeren Gangsicherheit wurde Bruno einzelgymnastisch behandelt. In der ergotherapeutischen Abteilung machte Bruno gezielte Hand- und Fingerbeweglichkeitsübungen. Außerdem führte Bruno unter Anleitung einer Logopädin Sprachübungen und linksseitige Schreibübungen durch.
Bruno notierte damals:

18.8.74

Durch den Wald gegangen. Als ich um 16^{00} im Freibad schwamm, zog ein schweres Gewitter auf. Ich spielte mit Felix "reversi".

Montag. 19. 8. 74

8^{00} Vierzellenbad
9^{15} Sprachtherapie
11^{30} Ergotherapie
15^{00} Bürstenmassage

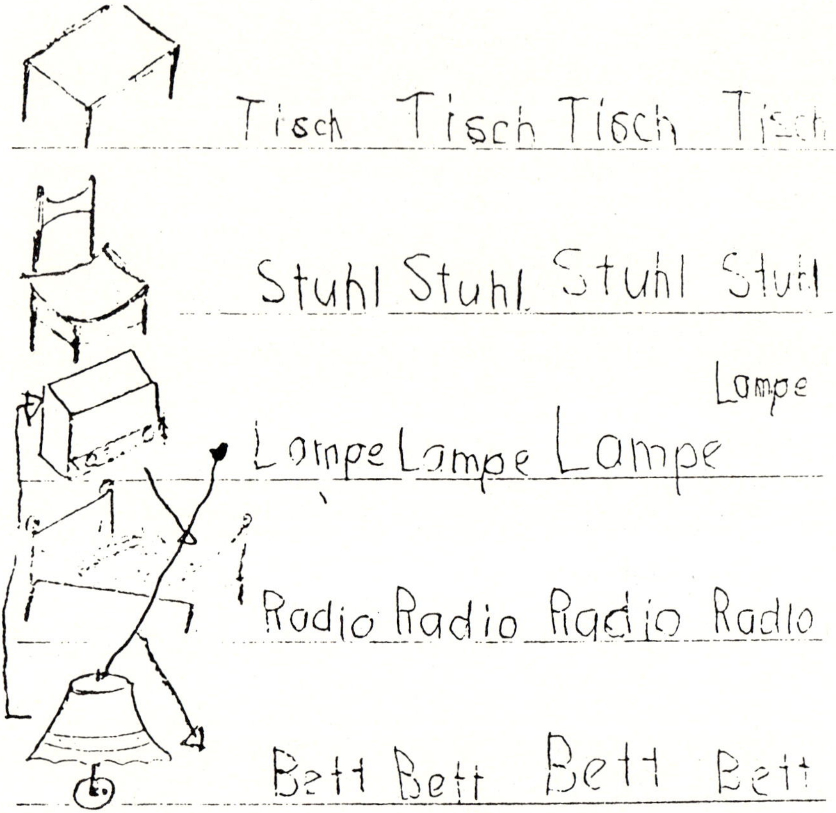

Als wir, einige Jahre später, diesen Bericht zusammenstellen, erklärt Bruno hierzu:
„Da erinnere ich mich noch an das, was — Frau P. zu mir sagte: ‚Machen Sie sich doch — nicht die unnötige Arbeit — und decken das Bild zu!'
Aber ich war so — ehrgeizig, — daß ich sämtliche Bilder zudeckte. Ich wollte wissen, — ob — ich die Bilder in der richtigen Reihenfolge — nennen konnte!
‚Tisch' und ‚Stuhl' — waren mir noch im Gedächtnis, aber weiter wußte ich nicht. — Dann fiel mir ‚Lampe' ein, die hatte ich als letztes Bild gesehen. — Und nach — längerem Nachdenken konnte ich auch — ‚Radio' — und ‚Bett' hinschreiben — in der richtigen Reihenfolge — aber eine Reihe zu tief!"

Außerdem lernte Bruno in der Rehabilitationsklinik, wieder in lateinischer Schrift zu schreiben.
In den zwei Jahren, die nun seit der Operation vergangen waren, hatte Bruno eine große Geschicklichkeit darin erreicht, alle Tätigkeiten allein mit der linken Hand auszuführen, die rechte Hand konnte er nur zum Abstützen oder Beschweren eines Gegenstandes gebrauchen. Mit großer Geduld und ohne die Hilfe anderer hatte Bruno gelernt, wie er auch schwierige Vorhaben alleine ausführen konnte, so z.B.: einen aushakbaren Reißverschluß allein mit der linken Hand einhaken und zuziehen, oder: eine Zahnpastatube in der linken Hand halten und gleichzeitig mit den Fingern dieser Hand den Verschluß auf- und zudrehen.
Das Erlernen der lateinischen Schrift war also von der manuellen Geschicklichkeit her gesehen kein Problem für Bruno; die Schwierigkeit lag für ihn darin, einen bestimmten Buchstaben der lateinischen Schrift, von dem er eine genaue Vorstellung im Kopf hatte, auch richtig auf das Blatt hinzuschreiben.
Wie ein „ABC-Schütze" mußte Bruno auch hierin noch einmal ganz von vorne anfangen:

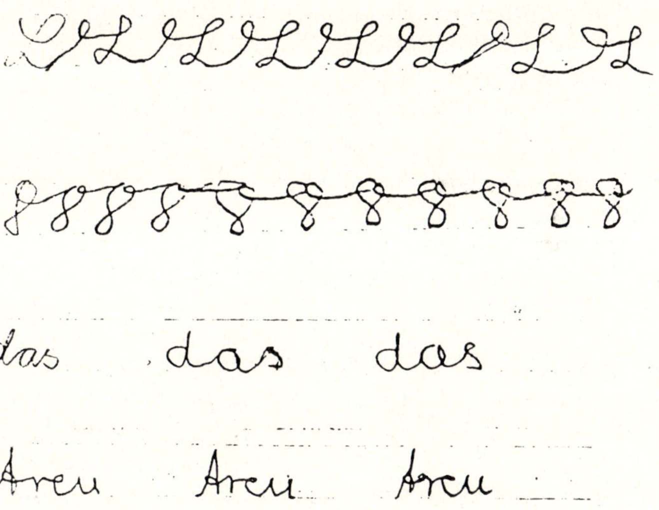

Wie mühevoll diese Arbeiten und die anderen Anstrengungen für Bruno waren, der seine Behinderungen überwinden wollte, weiß nur derjenige, der eine solche Situation selbst durchgestanden hat. Auch ich habe meine Ansicht oft korrigieren müssen, denn auch ich war Außenstehende, nicht Betroffene.
Auch ich konnte nur ahnen, was in diesem jungen Mann vorging und was ihm abverlangt wurde bei der langsamen Überwindung seiner Behinderungen unter den vielen psychischen Belastungen, denen er jahrelang zusätzlich ausgeliefert war.
Allein das mühsame Aussprechen seiner Antworten und Gedanken abverlangte Bruno eine immer neu aufzubringende Geduld — nicht nur mit sich selbst, sondern auch und vor allem eine große Geduld mit seinem Gesprächspartner, der ihn oft nicht zu Wort kommen ließ.
So schrieb Bruno 1974 einen Satz nieder, der zeigt, in welcher Bedrängnis ein Sprachbehinderter ständig lebt:

Dobei vergisst man vollkommen, das ich Zeit brauche, um die vorformulierten Sätze aus-zusprechen.

Der Chefarzt, Herr Dr. Kisch, setzte sich schon bald für eine bedeutende Verlängerung der klinischen Behandlungen ein; dank dieser Maßnahme kam Bruno in den Genuß einer halbjährigen medizinischen Rehabilitationsbehandlung.
Schreibarbeiten von Bruno:

Sprüche ; Redensarten

Jemondem einen Bären aufbinden (10)
Einem das Blaue vom Himmel lügen (8')
Lunte riechen (4')
wie ein Stroh-feuer auf-lodern (6')
Jemandem einen Stein in den Weg legen (6')

Die Zahlen in den Klammern geben die Zeit in Minuten an, die Bruno allein für das mühevolle Hinschreiben des einen Satzes oder der einen Redensart brauchte.

Ameisen sind klügere Tiere als Maikäfer. (9') Do. 2..

Die Biene ist emsig damit beschäftigt Honig zu sammeln. (10') Fr. 9 05

Das Chamäleon kann seine Farbe nach Bedarf wechseln. (11')

Der Dachs legt seine Baue unterirdisch an. (15')

Der Esel geht, wenn's ihm zu ~~wohl~~ wird, auf's Eis. (12') Fr. 16 30

Feuersalamander sind trotz ihrer Schreckfarbe harmlose Tiere (20')

Häschen in der Grube saß und schlief. (8') Sa. 16 35

Fuchs du hast die Gans gestohlen! (8')

Der Hase und der Igel wollten einst einen Wettlauf machen. (15')

Ein Jäger längs dem Weiher ging, die Dämmerung den Wald umfing... (28')

Das Känguruh lebt in Australien. (7') Mo 18.11 11 13

Durch die Unterhaltsforderung, die das Sozialamt an Brunos Frau stellte, traten die familiären Schwierigkeiten und andere Probleme erneut in den Vordergrund. Die rechtlichen Auseinandersetzungen zwangen mich, die lange Reise zur Rehabilitationsklinik auf eigene Kosten zu machen, um Bruno über die anstehenden Vorgänge beim Sozialamt und bei seinem Juristen zu informieren. Auf Anraten seines Juristen reichte Bruno dann im Oktober die Scheidungsklage ein.

Der Erfolg der Rehabilitationsbehandlung zeigte sich auch an diesen Schreibarbeiten von Bruno: Im Dezember 1974 vermochte Bruno in 10 Minuten nur 36 Silben zu schreiben:

V Das Dorf sich in die Bäume duckt vorm

Blitz, der durch den Himmel zuckt

Das Dorf sich in die Bäume duckt vorm

Blitz, der durch den Himmel zuckt

Das Dorf sich in 35

Bis Ende Januar 1975 hatte Bruno sein Tempo so steigern können, daß er in der gleichen Zeit bereits 56 Silben schrieb:

Der Wind im vollen Laube braust. N
Der Regen auf die Schindel saust. /16 Silben
Der Wind im vollen Laube braust.
Der Regen auf die Schindel saust //16 Silben
Der Wind im vollen Laube braust.
Der Regen auf die Schindel saust //16 Silben
Der Wind im vollen Laube braust. /56

Bruno hatte in der Rehabilitationsklinik von der Psychologin dieses Blatt bekommen, er sollte sich zu den Bildern eine Geschichte ausdenken und aufschreiben:

1) Der Vater pflantzt einen Baum in den Garten.

2) Der Vater geht nach getaner Arbeit zurück in die Laube

3) Den Sohn verfolgt ein vierschrötiger Mann, und der Vater eilt herbei.

4) Der Mann macht dem Vater Vorhaltungen und droht tätlich zu werden.

5) Da greift der Vater hinter sich und reißt den frisch gepflantzen Baum heraus.
Schreckinsstarr sieht das der Nachbar.

6) Und nimmt schleunigst Reißaus.
Der Sohn kommt hinter dem Bein des Vaters hervor. Vater und Sohn herzlich lachen

Vorgetäuschte Kraft

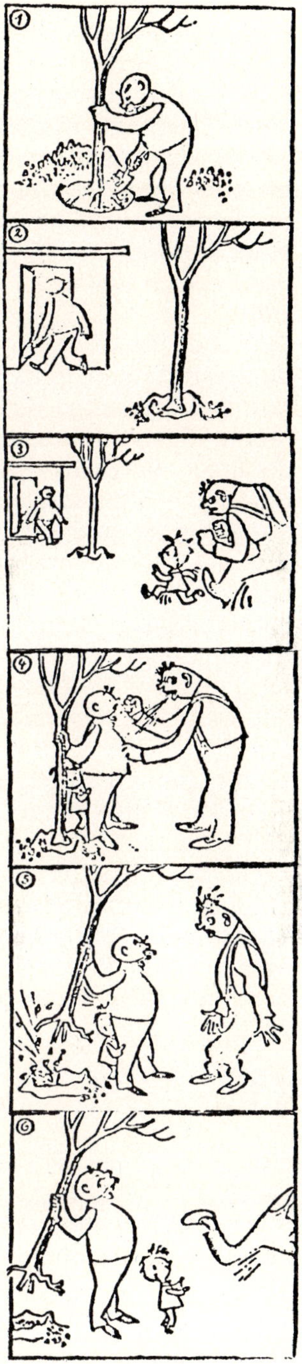

Den Jahreswechsel 1974/75 verlebte Bruno noch in der Neurologischen Rehabilitationsklinik, aus der er dann am 5. Februar 1975 entlassen wurde. Die intensiven Behandlungen hatten Bruno ein gutes Stück vorangebracht. Der Chefarzt Dr. Kisch schrieb:
„Psychisch: Der bewußtseinsklare, voll orientierte Patient war zu unserer Untersuchung zugewandt. In seinen Schilderungen war er überlegen und sachlich. Gedankenablauf und Psychomotorik stark verlangsamt. Er zeigte eine schwache Stimmungsmodulation, jedoch war er für die Behandlung bzw. Genesung gut motiviert.
Sprache: motorische Aphasie mit Paraphasien[14] und Wortfindungsstörungen, jedoch ohne Jargonaphasie. Sprachverständnis gut. Geringgradige Leseschwierigkeiten. Das Schreiben mit der rechten Hand unmöglich, deshalb versucht der Patient, sich auf die linke Hand (Schreibfähigkeit) einzustellen.
Sämtliche Behandlungsmaßnahmen wurden von dem Patienten gut vertragen und gerne genommen. Bei Behandlungsende fühlte sich der Patient entspannter, erholter und konnte auch deutlicher sprechen. Mit der linken Hand konnte er entsprechend gut lesbar schreiben. Der Gang ist rechts lockerer bzw. sicherer geworden. Es konnte zwar unter unserer Behandlung eine teilweise Besserung erreicht werden, jedoch benötigt der Patient weitere fachneurologische Überwachung und Behandlung. Eine erneute Vorstellung in der Neurochirurgischen Universitätsklinik haben wir für die Zukunft vorgeschlagen. Wir haben den Patienten in hausärztliche Weiterbehandlung als arbeitsunfähig für unbestimmte Zeit entlassen."
Auch das anzustrebende Fernziel nannte Herr Dr. Kisch:
„Um eine berufliche Teil-Wiedereingliederung (in einer wissenschaftlichen Bibliothek oder bei der Universität) zu ermöglichen, halten wir die Wiederholung der stationären Behandlung nach einem Jahr für unbedingt erforderlich."

11

Gleich nachdem wir nach Hause zurückgekehrt waren, begannen wir uns zu erkundigen, wer für Bruno Rehabilitationsträger sein müßte. Bruno wandte sich (mit meiner Hilfe) an den Behindertenobmann seiner ehemaligen Dienstbehörde, wir sprachen beim

hiesigen Arbeitsamt vor und bei dem Rehabilitationsberater der Bundesversicherungsanstalt für Angestellte.
Bruno ließ sich von unserem Hausarzt und dem Leiter des Sozialamtes beraten, und zwischendurch mußte Bruno mehrmals seinen Anwalt aufsuchen, der für ihn das Scheidungs- und Unterhaltsverfahren führte.
Aber schon bald zeigte sich, daß mein behinderter Sohn gar nicht in der Lage war, seinen Unterhaltsanspruch gegenüber seiner Frau mit Erfolg durchzusetzen, darum übertrug Bruno seinen Unterhaltsanspruch auf den Senator für Soziales, der nun alle Verhandlungen führte. Bruno erhielt weiter Sozialhilfe.
Bruno trat dem Bund Deutscher Hirngeschädigter bei, weil er sich durch diesen Verband eine Hilfe erhoffte, um ausreichende Rehabilitationsbehandlungen durchsetzen zu können.
Bruno und ich lasen in der „Fackel", Monatszeitung des Verbandes der Kriegs-und Wehrdienstopfer, Behinderter und Sozialrentner Deutschland e.V. dieses:

Der Bundesrat hat in seiner letzten Sitzung vor der parlamentarischen Sommerpause am 12. 7. 1974 dem Gesetzentwurf der Bundesregierung über die Angleichung der Leistungen zur Rehabilitation zugestimmt, nachdem zuvor der Deutsche Bundestag am 20. 6. 1974 dieses Gesetz in 2. und 3. Lesung verabschiedet hatte. Mit diesem Gesetz, das am 1. 10. 1974 in Kraft tritt, werden allen Behinderten umfassende medizinische und berufliche Eingliederungshilfen zugesichert. Das Gesetz soll den Behinderten, unabhängig von der Ursache der Behinderung, neue und bessere Chancen zur Eingliederung eröffnen. Die medizinischen und beruflichen Eingliederungshilfen werden künftig nahtlos miteinander verknüpft, so daß die Rehabilitation bereits am Krankenbett beginnen und bis zur vollen Eingliederung des Behinderten in Arbeit, Beruf und Gesellschaft fortgesetzt werden kann.

Wir erfuhren nach mehrmaligem Vorsprechen bei der Bundesversicherungsanstalt für Angestellte, daß die BfA für medizinische Rehabilitation nicht zuständig sei, sie könne höchstens die Kosten für eine spätere berufliche Rehabilitation übernehmen, Voraussetzung dafür sei aber eine Nachversicherung durch die ehemalige Dienstbehörde. Also beantragte Bruno mit Hilfe des Rehabilitationsberaters erst einmal diese Nachversicherung.
Auf dem Arbeitsamt erhielt Bruno dann die Auskunft, daß die Kosten für medizinische Rehabilitationsbehandlungen, die ja zuerst noch durchgeführt werden mußten, vom Arbeitsamt nicht übernommen werden könnten.
Bruno konnte auch die NOVA nicht als Rehabilitationsträger heranziehen, weil das Gesetz über die Angleichung der Leistungen

zur Rehabilitation die Privatkrankenkassen nicht verpflichtet hatte, Rehabilitationskosten für ihre Versicherten zu übernehmen. Und die Dienstbehörde von Brunos Frau lehnte eine Übernahme der Behandlungskosten gleichfalls ab.
Nach diesen Fehlschlägen sprach Bruno erneut beim Leiter des Sozialamtes vor und dieser versprach, zu prüfen, wie er helfen könne, im Rahmen der gesetzlichen Möglichkeiten. Zunächst einmal sollte Bruno aus der NOVA austreten, weil durch sie ja kaum noch Behandlungskosten gedeckt waren.
Weiter erfuhren wir: Das Sozialamt kann Kosten für medizinische Rehabilitationsbehandlungen nur dann übernehmen, wenn **der Amtsarzt diese vorher genehmigt hat.** Also bat Bruno beim Hauptgesundheitsamt um einen Termin zur Vorstellung oder Untersuchung.
Seit der Entlassung aus der Rehabilitationsklinik waren nun schon acht Wochen vergangen, in denen Bruno die notwendigen Behandlungen nicht erhielt. Da er durch die Krankengymnastiken, die er in der Reha-Klinik speziell für seine spastische Behinderung der rechten Seite erhalten hatte, einen guten Fortschritt gemacht hatte, sagte Bruno jetzt unzufrieden:
„Stillstand ist Rückgang! Da muß endlich — ein Rehabilitationsträger her! Ich merke schon, daß — daß ich rechts wieder steifer werde!"
Und als auch in den nächsten Wochen eine Klärung seiner Lage nicht abzusehen war, schrieb Bruno selbst an den Chefarzt, der ihn in der Rehabilitationsklinik behandelt hatte:

Bruno Mickeleit Di. 8.4.75

Sehr verehrter Herr Dr. K[illegible]h.

Lassen Sie mich mit der Tür ins Haus fallen:
Inzwischen bin ich acht Wochen in Bremen, wenn
ich nicht selber die Initiative ergriffen hätte
und allein für mich gearbeitet hätte, wäre ich

unweigerlich auf einen Stand zurückgefallen,
wie er vor der Einweisung nach Gailingen
bestand.
Ich bin voller Sorge, daß auch in den nächsten
Wochen hier keine Behandlungen für mich
anlaufen werden.
Die Wege zu den Ämtern und Behörden und die
Suche nach einem Rehabilitationsträger legen
mir zusätzliche Belastungen auf.
Ich möchte darum um eine erneute Aufnahme in
Gailingen bitten. Meine Mutter und ich werden schon
für die Kostenübernahme sorgen.
Bitte merken Sie mir schon ein Einzelzimmer auf
Ihrer Station vor, ich kann besser arbeiten,
wenn ich alleine bin

Ich bedanke mich schon sehr für Ihre Hilfe.

Hochachtungsvoll

Bruno Mickeleit

1:30

Über Ostern hatten wir wieder Bernhard zu Besuch; und für zwei Wochen vergaßen Bruno und ich die Auseinandersetzungen um eine ausreichende Versorgung und um die Kostenübernahme für die notwendigen Rehabilitationsbehandlungen. Erst mußte ja auch die Untersuchung im Hauptgesundheitsamt abgewartet werden. Wir machten uns zu dritt eine schöne Ferienzeit: wir besuchten u.a. den hier gastierenden Zirkus und hatten daheim viel Spaß bei gemeinsamen Spielen.
Bruno konnte sich nun schon gut mit seinem Sohn unterhalten. Der siebenjährige Junge hatte sich daran gewöhnt, abzuwarten, bis sein Vater langsam ausgesprochen hatte; das gelang dem lebhaften Jungen wohl darum, weil er wußte, daß sein Vater ihm alles erklären konnte, und spontan sagte er einmal zu ihm: „Du weißt aber auch alles!"
Bruno sprach bei diesem Besuch seines Sohnes aus, was auch mir schon aufgefallen war: Der große Junge war in besonderer Weise anhänglich, ja liebebedürftig. Immer wieder suchte er die körperliche Nähe seines Vaters, aber oft in schwer zu ertragender Albernheit. Geduldig nahm Bruno „diese Angriffe" hin; ja, es gelang ihm, aus ihnen einen sportlichen Wettkampf zu machen. Und so maßen die beiden, Vater und Sohn, ihre Kräfte miteinander, wobei mein behinderter Sohn den „Angriffen" seines kräftigen Jungen durch gute gezielte Abwehrbewegungen der linken Hand konterte.
„Auch ich kann meinem Kind noch etwas geben", sagte Bruno einmal, nachdem er abends noch eine Weile an dem Bett seines Sohnes gesessen und mit ihm geplaudert hatte.

12

Nachdem mein Enkel abgereist war, begannen Bruno und ich an die bevorstehende Untersuchung durch den Amtsarzt zu denken, dabei blieb es nicht aus, daß wir uns besorgt fragten:
„Wird der Amtsarzt sich ausreichend Zeit nehmen, um die Situation eines Sprachbehinderten richtig einschätzen zu können?"
Bruno konnte inzwischen seine Antworten und Gedanken gut in Worte fassen, wenn man ihm dazu die nötige Ruhe und Zeit ließ; aber:
„Schon die Angst — die Angst, daß man mich nicht ausreden

läßt, — — wirft mich aus meiner Bahn! — — Das Wort liegt mir auf den Lippen — aber die kleinste Störung — in diesem Stadium — — läßt mich alles vergessen, was ich sagen wollte!"
Dieses sagte Bruno 1975 zu seiner Situation als Sprachbehinderter.
Am 14. April 1975 stellte sich Bruno dem Amtsarzt im Hauptgesundheitsamt, Herrn Dr. Sch., vor.
Bruno hatte einige von seinen Schreibarbeiten mitgenommen, weil aus ihnen ersichtlich war, welchen Fortschritt er dank der therapeutischen Maßnahmen in der Rehabilitationsklinik gemacht hatte. Doch der Amtsarzt nahm sich nicht die Zeit, sie anzusehen. Wenn mein sprachbehinderter Sohn etwas sagen oder richtigstellen wollte, wartete der Amtsarzt nicht ab, sondern unterbrach ihn. Zunächst hielt ich mich absichtlich zurück, weil ich die Gefahr sah: wenn ich für Bruno antwortete, könnte der Amtsarzt erst recht einen falschen Eindruck von ihm gewinnen.
Als der Amtsarzt auf die Weiterführung der Krankengymnastiken zu sprechen kam, konnte Bruno noch hervorbringen:
„Ich kann wieder schlechter gehen! — Auch meine Schulter — wird wieder steif!"
Aber der Amtsarzt meinte dazu nur:
„Nach einem Jahr kann wieder eine Behandlung im Rehabilitationszentrum bewilligt werden."
Ich griff ins Gespräch ein und sagte:
„Mein Sohn ist nun schon seit 10 Wochen ohne die notwendigen speziellen Behandlungen, darum hat er selbst an die Rehabilitationsklinik geschrieben und um eine erneute Aufnahme gebeten."
„Solche Kliniken sind nicht zur Dauerbehandlung da", entgegnete der Amtsarzt, „sie bringen für den Patienten nur Nachteile durch zu starke Isolierung!"
Bruno wollte dem widersprechen, weil er da eine ganz andere Erfahrung gemacht hatte, doch er kam nicht dazu.
„Ein Sprachunterricht wird gar nicht durchführbar sein", sagte der Amtsarzt, „es gibt zu wenig Logopädinnen."
Wieder setzte Bruno zum Sprechen an, er hatte mir vor ein paar Tagen einen interessanten Artikel darüber vorgelesen und wollte nun von dem Gelesenen berichten, er kam nicht zu Wort. Denn der Amtsarzt fragte schon, warum ein Orthopäde aufgesucht worden sei. Ich sah, daß Bruno schon erschöpft und nicht mehr in der

Lage war, sich Gehör zu verschaffen, darum antwortete ich:
„Weil Bruno Einlagen braucht. Und weil er die speziellen Krankengymnastiken für seine spastischen Behinderungen braucht!"
Bei solchen Behandlungen werde nicht viel herauskommen, meinte der Amtsarzt und sagte dann wörtlich:
„Die Erfolgsaussichten müssen die großen Kostenaufwendungen auch gerechtfertigt erscheinen lassen!"

Und der Amtsarzt erklärte Bruno und mir, daß man bei dieser Krankheit immer mit bleibenden Schäden rechnen müsse und sprach plötzlich über die Behindertenwerkstätten. Irritiert fragte ich mich:
„Was hat das hier, was hat das mit Bruno zu tun?"
„Sie werden sowieso nicht mehr in die Studienratslaufbahn hineinkommen", sagte der Amtsarzt zu Bruno, der schon keinen Versuch mehr machte, zu widersprechen; aber ich entgegnete:
„Bruno muß ja nicht unbedingt vor einer Klasse unterrichten; als Diplom-Physiker kann er vielleicht ..."

Der Amtsarzt unterbracht mich mit der Forderung, der Professor, der Bruno operiert hatte, der sollte bescheinigen, inwieweit eine Rehabilitation überhaupt Erfolg haben werde.
Noch immer wollte ich nicht aufgeben und so verwies ich auf das Gesetz über die Angleichung der Leistungen zur Rehabilitation, das jedem (!) Behinderten medizinische und berufliche Rehabilitation zusichert. Darauf lenkte der Amtsarzt ein:

Für krankengymnastische Behandlungen sei seine Kollegin zuständig, die müsse er erst informieren; sie werde dann ein Gutachten abgeben, und erst dann könne er über eventuelle Behandlungen entscheiden.
„Und — und damit soll ich mich — zufriedengeben?" brachte mein behinderter Sohn gequält heraus.
Doch der Amtsarzt war schon aufgestanden, um mit seiner Kollegin zu sprechen. Bruno und ich wurden auf den Flur entlassen. Dort ließ man uns lange warten. Wir waren von der langen Anfahrt und dem Warten vor der „Untersuchung" erschöpft und durch das quälende Gespräch mit dem Amtsarzt entmutigt. Als dieser endlich zurückkam, sagte er, seine Kollegin werde Bruno in unserem Haus aufsuchen und dann ihr Gutachten abgeben.

So verließen Bruno und ich das Hauptgesundheitsamt, Abteilung Behindertenfürsorge, ohne vom Amtsarzt, Herrn Dr. Sch., eine Kostenübernahme für die ambulante Weiterführung der Rehabilitationsbehandlungen erhalten zu haben.

Ratgeber für Behinderte

Herausgeber: SPD-Bürgerschaftsfraktion des Landes Bremen

Liebe Mitbürgerinnen!
Liebe Mitbürger!

Dieser kleine Wegweiser will über gesetzliche Grundlagen sowie über Hilfen zur medizinischen, beruflichen und gesellschaftlichen Eingliederung behinderter Bürger Bremens und Bremerhavens informieren. Die Broschüre zeigt, daß Behinderte und deren Angehörige mit ihren Problemen in Bremen nicht allein gelassen sind.

Medizinische Rehabilitation

Wir möchten Sie darauf aufmerksam machen, daß die medizinischen Leistungen zur Rehabilitation alle Hilfen umfassen, die notwendig sind, um

- einer drohenden Behinderung vorzubeugen;
- eine Behinderung zu beseitigen oder zu bessern;
- eine Verschlimmerung zu verhüten.

Nutzen Sie die Ihnen gebotenen Möglichkeiten

- der ärztlichen und zahnärztlichen Behandlung;
- der Inanspruchnahme von Heilmitteln einschließlich Krankengymnastik, Bewegungs-, Sprach- und Beschäftigungstherapie;
- der Versorgung mit Hilfsmitteln wie Körperersatzstücke, orthopädische und andere Hilfsmittel.

Am 21. April suchte Bruno, der immer noch ohne die speziellen Krankengymnastiken und ohne Sprachheilbehandlungen war, erneut unseren Hausarzt auf. Da die Rehabilitationsklinik inzwischen eine Aufnahme zum 7. Mai in Aussicht gestellt hatte, wenn die Kostenübernahme geregelt sei, schrieb unser Hausarzt eine Überweisung in die Klinik aus; und Bruno schrieb selbst an den Amtsarzt des Hauptgesundheitsamtes:

22.4.75

Sehr geehrter Herr Dr.

Hiermit sende ich Ihnen die Überweisung von Herrn Dr. für
Von dort wurde mir mitgeteilt, daß der 7. Mai für meine Aufnahme vorgemerkt worden ist. Ich bitte, mir diese Weiterbehandlung durch eine Kostenübernahme zu ermöglichen.

Mit bestem Dank, hochachtungsvoll

B M

Was danach einsetzte, kann für Außenstehende nur berichtet werden, indem wir die vielen Belastungen übergehen, die dadurch auf uns einstürzten, daß der Amtsarzt meinen behinderten Sohn und mich wochenlang durch immer neue Verunsicherungen in Angst versetzte, so daß wir zu Hilfegesuchen an die verschiedensten Stellen gezwungen waren.
Hier der Ablauf der Ereignisse:
Am 14. April war Bruno beim Hauptgesundheitsamt gewesen — der Amtsarzt hatte keine ambulanten Behandlungen genehmigt.
Am 21. April war Bruno bei unserem Hausarzt gewesen, dieser gab eine Einweisung in die Rehabilitationsklinik, Bruno schickte sie dem Amtsarzt zu.
Am 30. April war Bruno beim Sozialamt. Auf die telefonische Anfrage gab der Amtsarzt dem Sozialamt die **Zusage** für eine Kostenübernahme der Behandlung in der Rehabilitationsklinik. Das

Sozialamt schrieb einen Kostenübernahmeschein aus, dieser wurde sofort an die Rehabilitationsklinik geschickt, und bald darauf sagte die Klinik einen Aufnahmetermin zu.
Am 6. Mai erfuhren Bruno und ich plötzlich, daß der Amtsarzt seine **Zusage zurückgenommen** hatte: Die Rehabilitationsklinik sagte wegen fehlender Kostenübernahme den Aufnahmetermin ab. Darauf sprach Bruno erneut beim Sozialamt vor. Der Beamte war erstaunt, Bruno zu sehen, er wähnte ihn längst im Rehabilitationszentrum! Auf eine telefonische Anfrage beim Amtsarzt, erhielt das Sozialamt zum zweiten Mal die **Zusage,** die Kosten für die Rehabilitationsklinik übernehmen zu dürfen. Das Sozialamt schrieb einen neuen Kostenübernahmeschein aus, schickte ihn umgehend an die Rehabilitationsklinik, und diese sagte einen neuen Aufnahmetermin für den 20. Juni zu.
Am 14. Mai erhielt Bruno ein Schreiben vom Sozialamt, aus dem hervorging, daß der Amtsarzt zum zweiten Mal die Kostenübernahme für die Rehabilitationsklinik **zurückgezogen** hatte.

Herrn
Bruno Mickeleit

Bremen, den 14.5.1975
☎ (0421) 4491- 3122

Geschäftszeichen: 067-142 165 167
(Bitte bei Antwort angeben) -Sachgeb.Sozialhilfe-

Sehr geehrter Herr Mickeleit !

Das Hauptgesundheitsamt hat nunmehr eine Stellungnahme zu den einzelnen Maßnahmen der Rehabilitation abgegeben. Diese Stellungnahme enthält einige Vorschläge, über die wir gerne mit Ihnen sprechen würden. Vereinbaren Sie bitte einen Termin mit uns, damit die Angelegenheit erledigt werden kann.

Was die Aufnahme in Gailingen anbetrifft, so hat Herr Dr. mitgeteilt, daß eine erneute Maßnahme frühestens nach Ablauf eines halben bzw. eines Jahres erfolgen soll. Wir waren deshalb gehalten, unsere Kostenübernahmeerklärung vom 30.4.75 zurückzuziehen und Gailingen zu bitten, uns einen Aufnahmetermin nach dem 1.8.75 mitzuteilen.

13

Im Bundesorgan des Bundes Deutscher Hirnbeschädigter lasen wir:

Das Gesetz über die Angleichung der Leistungen zur Rehabilitation, dessen wesentlicher Inhalt in der September-Ausgabe an dieser Stelle veröffentlicht wurde, ist am 1. Oktober 1974 in Kraft getreten.

Die einstimmige Verabschiedung dieses Gesetzes durch den Bundestag haben wir begrüßt, weil nunmehr alle Behinderten einen Rechtsanspruch auf umfassende medizinische und berufliche Hilfe zur Eingliederung in Arbeit, Beruf und Gesellschaft haben. Die Rehabilitationsmaßnahmen sollen bereits am Krankenbett beginnen und bis zur Eingliederung nahtlos fortgesetzt werden.

„Jetzt haben wir endlich erreicht", erklärte Bundesarbeitsminister Arendt, „daß jedem Behinderten auf unbürokratischem Wege schnell und wirksam geholfen wird. Zusammen mit dem Schwerbehindertenrecht haben wir eine „Charta der Behinderten" geschaffen, die verhindert, daß ein Mensch wegen seiner Behinderung an den Rand unserer Gesellschaft gedrängt wird."

!

Diese Aussage des damaligen Bundesarbeitsministers Arendt nahmen Bruno und ich zum Anlaß, uns nun direkt an höchster Stelle zu erkundigen, wie Bruno seinen Rechtsanspruch auf medizinische Rehabilitationsbehandlungen durchsetzen könne. Wir schrieben an den Bundesminister für Arbeit und Sozialordnung und erhielten folgende Antwort:

Der Bundesminister
für Arbeit und Sozialordnung

V R 1 - 96

Gesch.-Zeichen – Bei Antwort bitte angeben –

5300 Bonn, den 5. Mai 1975

Postfach

Fernsprecher: 741

Durchwahl: 74 2515

Herrn

Bruno Mickeleit

28 Bremen 44

Quelkhornerstr. 18

Betr.: Rehabilitations-Angleichungsgesetz

Bezug: Ihr Schreiben vom 18. April 1975

Sehr geehrter Herr Mickeleit!

Für Ihr oben angeführtes Schreiben danke ich Ihnen. Herr Bundesminister Arendt hat mich beauftragt, Ihnen zu antworten.

Das harte Schicksal, das Sie getroffen hat, erweckt Verständnis für Ihre Ausführungen. Bei Ihrem Urteil über die Auswirkungen des Rehabilitations-Angleichungsgesetzes bitte ich aber zu berücksichtigen, daß es sich nur auf bestimmte Rehabilitationsträger bezieht. Der Einbeziehung der Sozialhilfe und des Rechts des öffentlichen Dienstes standen unüberwindbare Schwierigkeiten entgegen. Der Deutsche Bundestag hat die Bundesregierung jedoch verpflichtet, bis Ende dieses Jahres über die Möglichkeiten einer entsprechenden Fortführung der Angleichung der Leistungen zur Rehabilitation zu berichten.

Entgegen Ihrer Auffassung wird auch bei den anderen Rehabilitationsträgern eine sorgfältige Prüfung der Notwendigkeit einer Maßnahme durchgeführt. Außerdem ist der Träger der Sozialhilfe als Rehabilitationsträger ebenso wie die übrigen Träger der Rehabilitation zur Aufstellung eines Gesamtplanes über die Eingliederung des Behinderten verpflichtet.

Auch übersehen Sie, daß zum 1. Juli 1975 das Gesetz über die Sozialversicherung Behinderter in Kraft treten soll, das allen Schwerbehinderten die Möglichkeit zum freiwilligen Beitritt zur gesetzlichen Krankenversicherung öffnet. Insoweit wird dann auch für Sie die Möglichkeit bestehen, der gesetzlichen Krankenversicherung beizutreten. Allerdings wird der Beitritt nur für Schwerbehinderte im Sinne des § 1 des Schwerbehindertengesetzes eröffnet. Soweit noch nicht geschehen, sollten Sie daher unverzüglich Antrag auf Feststellung des Vorliegens Ihrer Behinderung und des Grades der auf ihr beruhenden Minderung der Erwerbsfähigkeit beim Versorgungsamt (Dienststelle der Kriegsopferversorgung) stellen. Ich füge Ihnen zu diesem Zweck eine Veröffentlichung meines Hauses bei, die wichtige Hinweise für Behinderte enthält.

Die besonderen Schutzvorschriften des Schwerbeschädigtenrechts treffen auf Ihren Fall offenbar nicht zu, da Zivilbehinderte erst ab 1. 5. 1974 mit Inkrafttreten des neuen Schwerbehindertengesetzes diesen besonderen Schutz erhalten.

Im übrigen habe ich Ihr Schreiben wegen der von Ihnen aufgeworfenen Fragen zum Beamtenrecht, die nach Landesbeamtenrecht zu entscheiden sind, an das zuständige Kultusministerium in Niedersachsen abgegeben. Sie werden von dort weitere Nachricht erhalten.

Mit freundlichen Grüßen
Im Auftrag

Am 16. Mai rief uns die Belegabteilung der Rehabilitationsklinik an, man war dort verärgert über die Art, wie vom Amtsarzt Zusagen zur Kostenübernahme für eine Behandlung erst gegeben und dann wieder zurückgezogen wurden. Da nach dem 1. August alle Klinikplätze vergeben waren, wollte die Belegabteilung nun wis-

sen, welchen Termin sie für Bruno festlegen solle. Dieser Nervenkrieg war für meinen behinderten Sohn und auch für mich nicht länger zu ertragen! Darum sagte ich ins Telefon:
„Bitte! Halten Sie als Aufnahmetermin für meinen Sohn den 20. Juni fest! Ich schicke Ihnen sofort eine Aufnahmeerklärung für Selbstzahler!"
Egal, wie ich mir das Geld dazu beschaffen mußte! Jetzt war nur wichtig, daß Bruno die notwendigen Weiterbehandlungen erhielt! Dieser Streß hier, der machte uns beide fertig!
Am Abend desselben Tages kamen meine Schwester und mein Schwager; wir hatten ein schönes, gemeinsames Pfingstfest geplant — nun diskutierten wir das leidige Thema: die blockierte Rehabilitation bis spät in die Nächte hinein, ohne einen Ausweg aus dieser verzweifelten Lage zu finden.
Unsere einzige Hoffnung war, daß der Aufnahmetermin bestehenblieb: Bruno und ich hatten sofort eine Aufnahmeerklärung für Selbstzahler an die Rehabilitationsklinik abgeschickt, jedoch vorsorglich hinzugefügt:
„Wir behalten uns vor, nach Regelung der anstehenden Fragen die Kostenübernahme auf das Sozialamt ... oder einen anderen Rehabilitationsträger überzuleiten."
Am 20. Mai suchten Bruno und ich den Leiter des Sozialamtes auf; dieser hatte vom Amtsarzt ein mehrseitiges Schreiben erhalten, darunter war so etwas wie ein Behandlungsplan, aus dem der Beamte uns die einzelnen Punkte vorlas. (Ich hatte mir seit langem angewöhnt, bei Verhandlungen mit Behörden sofort Notizen zu machen, um nachher genau zu wissen, was gesagt worden war.)
Ich notierte, was der Amtsarzt vorschlug:
... „Ein Nervenarzt kann hinzugezogen werden ...
... eine erneute Vorstellung bei Herrn Prof. Kautzky, der meinen Sohn 1972 operiert hatte, kann genehmigt werden ...
... gelegentliche Krankengymnastiken dürfen auf fachärztliche Verordnung durchgeführt werden. Eine wesentliche Besserung ist durch sie nicht zu erreichen ...
... eine fachärztliche-orthopädische Behandlung ist nicht erforderlich.
... Vielleicht sollte man (für meinen Sohn) eine Beschäftigung in der Behindertenwerkstätte Martinshof anstreben."
Voller Entsetzen fragte ich Bruno:

„Zu den geistig und seelisch Behinderten? Da sollst Du hin?"
„Behalten Sie Ruhe", sagte der Leiter des Sozialamtes, „ich werde versuchen, Ihnen zu helfen." Dann las er weiter vor:
... „Gegebenenfalls und nach fachärztlicher Verordnung nach Ablauf eines halben Jahres oder eines Jahres kann eine erneute Rehabilitationsbehandlung in der Klinik durchgeführt werden ...
... Ebenso wie durch krankengymnastische Behandlung kann auch durch Sprachheilbehandlung nur ein begrenzter Erfolg erreicht werden, gelegentliche Übungsbehandlungen auf Grund nervenfachärztlicher Verordnungen können ... genehmigt werden."
Bruno und ich saßen wie erschlagen da — dann fragte ich:
„Kann Bruno diesen Behandlungsplan des Amtsarztes anfechten?"
„Ja, das schon", sagte der Leiter des Sozialamtes, „aber dabei geht viel zuviel Zeit verloren. Ich werde dafür sorgen, Herr M., daß Sie im August in der Rehabilitationsklinik weiterbehandelt werden können."

Bruno und ich gingen stumm heimwärts — wie betäubt von einem Schlag, dessen Folgen wir noch gar nicht ganz erfassen konnten. Doch in meinem Haus angekommen, wurde mir mehr und mehr klar, daß der Amtsarzt mit dieser Beurteilung Bruno jede Möglichkeit zu einer Rehabilitation genommen hatte.
Ich rief unseren Hausarzt an und berichtete ihm von der negativen Beurteilung durch den Amtsarzt und von seinem „Behandlungsplan". Unser Hausarzt hörte mir zu und ermahnte zur Ruhe und zur Besonnenheit; und er versprach, Bruno zu helfen. Zunächst sollten wir uns einen Termin für seine Sprechstunde geben lassen.

Weil Bruno und ich nun genau wissen wollten, was ihn in der Behindertenwerkstätte erwarten würde, rief ich am 21. Mai dort an. Ich erfuhr:
„Hier erlernen seelisch und geistig Behinderte einen Beruf ... Tischler, Schlosser, Maler, einige Behinderte arbeiten auch als Serienanfertiger ... Nach ihrer Ausbildung erhalten die Behinderten einen Arbeitsvertrag und sind dann rentenversichert ... Es gibt große Werkstätten, in denen die Behinderten Kindergartenmöbel, Kinderspielzeug u.a. anfertigen."
Auf meine Frage, ob dort auch medizinische Rehabilitationsbe-

handlungen durchgeführt werden, z.B. spezielle Krankengymnastik für spastische Behinderungen und Sprachtherapie, bekam ich zur Antwort: „Nein." Und Herr ... fragte mich, für welchen Behinderten ich etwas suchte. Darauf berichtete ich kurz über den Krankheits- bzw. Genesungszustand von Bruno — ohne die Beurteilung durch den Amtsarzt zu erwähnen! — und sagte nur: „Man hat mir geraten, mich zu erkundigen, ob mein Sohn bei Ihnen weiter gefördert werden und vorankommen kann."
„Nein, dafür sind wir überhaupt nicht geeignet", sagte Herr ...

Am 22. Mai sprachen Bruno und ich noch einmal bei dem Rehabilitationsberater der Bundesversicherungsanstalt für Angestellte vor, wir erfuhren dort nur, daß Brunos ehemalige Dienstbehörde erst die Nachversicherung durchgeführt haben muß, eher sei da gar nichts zu entscheiden; es hieß also für Bruno, ohne die ausreichenden Behandlungen weiter abzuwarten.
In vielen schlaflosen Nächten hatte ich nun Zeit genug, darüber nachzudenken, was wir alles falsch gemacht hatten, welche Folgen der „Behandlungsplan" des Amtsarztes für die Rehabilitation von Bruno haben könnte, und schließlich fragte ich Bruno: „Mußt Du nicht etwas gegen diese negative Beurteilung unternehmen?"
Und als ich länger darüber nachgedacht hatte, fiel mir ein, daß Bruno die Ärztin um ein Gutachten bitten könnte, die ihn 1972, bald nach der Operation, in der Sprachabteilung der Universitätskliniken getestet hatte. Wie kein anderer konnte sie als Facharzt feststellen, ob Bruno in den zurückliegenden drei Jahren einen Fortschritt in der Überwindung seiner schweren Sprachbehinderung gemacht hatte und ob Weiterbehandlungen befürwortet werden könnten.
Bruno fand diesen Vorschlag sehr gut, wir setzten zusammen ein Schreiben auf und baten darin die Ärztin, sie konsultieren zu dürfen.
Auch schrieben Bruno und ich noch einmal an das Bundesministerium für Arbeit und Sozialordnung. Es war uns wichtig, durch ein Beispiel aus der Praxis zu zeigen, in welche verzweifelte Lage ein Behinderter trotz des guten Rehabilitationsangleichungsgesetzes kommen kann. Wir berichteten von der negativen Beurteilung durch den Amtsarzt und von unserer Angst, daß auf dieses Gutachten hin ausreichende Rehabilitationsbehandlungen für Bruno verweigert werden könnten.

Am 30. Mai sprachen wir erneut beim Leiter des Sozialamtes vor, dieser informierte Bruno darüber, daß er zum 1. Juli in die Allgemeine Ortskrankenkasse aufgenommen werden kann und die AOK dann wohl auch die Kosten für die medizinische Rehabilitation im August übernehmen wird. Erst jetzt sagten Bruno und ich, daß wir bei der Rehabilitationsklinik den 20. Juni als Aufnahmetermin durch unsere Aufnahmevereinbarung für Selbstzahler festgehalten hätten.
Der Beamte war über unser Vorgehen erstaunt — meinte aber gleich, daß sich dann vielleicht etwas machen ließe.
Und schon am Nachmittag rief er bei uns an:
„Das Sozialamt darf die Kosten für die Rehabilitationsklinik vom 20. Juni bis zum 1. Juli übernehmen, danach ist dann die AOK zuständig."
Welche Freude! Bruno und ich atmeten auf!
Dadurch, daß wir den Aufnahmetermin festgehalten hatten, brauchte Bruno jetzt **eine Untersuchung durch den Arzt der AOK gar nicht erst abzuwarten,** sondern konnte schon zum 20. Juni in die Rehabilitationsklinik aufgenommen werden!

14

Durch die Hektik in den vergangenen Wochen hatte Bruno kaum Zeit für seine Sprach- und Schreibübungen gefunden, nun machte er sich mit neuem Mut wieder an die Arbeit. Und weil Bruno erkannt hatte, wie wenig andere in der Lage waren, seine Situation als Sprachbehinderter richtig einzuschätzen, schrieb er dieses auf:

Bremen, 2. Juni 1975

Nach meiner Operation im Juli 1972 konnte ich überhaupt nicht sprechen. Aber ich begriff alles, was gesagt wurde. Die Fähigkeit, mich auszudrücken, war ganz weg.

Heute kann ich schon gut sprechen.
Und solange das Gegenüber nicht drängt, mir Zeit läßt, mich in Ruhe auszusprechen, geht das ganz gut.
Die mündlichen Äußerungen von mir, die füllen inzwischen einige Tonbänder.
Ich kann wieder gut vorlesen. Manchmal lese ich aus einem Buch vor und mir fällt dann selbst noch etwas ein, was ich hinzufügen will.
Das Schreiben fällt mir inzwischen sehr viel leichter als vor einem Jahr, als ich überhaupt noch nicht gebunden schreiben konnte. Ich schrieb damals gedruckt.
Auch nach Diktat kann ich schon schreiben, z. B. nach einer Tonbandaufnahme. Ich kann auch schon eigene Gedanken aufschreiben. Weil meine rechte Hand noch nicht funktionsfähig genug ist, schreibe ich mit der linken Hand.
Nach der Operation war ich nicht in der Lage zu gehen.
Meine rechte Körperseite war gelähmt.
Inzwischen sind fast drei Jahre vergangen und ich habe alle körperlichen Funktionen wieder in der Gewalt.
Ich kann mich allein versorgen: Duschen, rasieren u.a..
Ich mache größere Spaziergänge

Bruno Mickeleit

Zu den — an Umfang ständig zunehmenden — Akten, die mein behinderter Sohn mit meiner Hilfe führen mußte:

- Scheidungsverfahren und Unterhaltsanspruch,
- Vorgänge mit seiner ehemaligen Dienstbehörde wegen der Beihilfe für zurückliegende Krankenkosten und wegen seiner Nachversicherung, auf die Bruno noch wartete,
- eine Akte mit den alten Abrechnungen bei der NOVA und mit den vielen Belegen über Behandlungskosten und Taxenfahrten, die Bruno im Laufe der letzten Jahre hatte selbst bezahlen müssen,
- eine Akte über Rehabilitation: Unterlagen über Auskünfte beim Bundesministerium für Arbeit, beim hiesigen Arbeitsamt und bei der Bundesversicherungsanstalt für Angestellte
- und eine Akte über alle Vorgänge beim Sozialamt und beim Hauptgesundheitsamt,

legten wir nun noch eine weitere Akte an, in der Bruno seine schriftlichen Arbeiten abheftete, damit er sein Vorankommen immer unter Beweis stellen könne.

Und in leiser Ironie sagte Bruno:

„Ja, — man müßte auf Kohlepapier leben, — um jederzeit einen Daseinsbeweis erbringen zu können! — Das ist frei nach Stanislaw Jerzy Lec."

Und auf mein Erstaunen hin erklärte Bruno:

„Das ist aus den ‚Unfrisierten Gedanken', — diese Aphorismen von Lec habe ich damals aus der Monatsschrift ‚Polen' entnommen und im ‚Reporter' — das war unsere Schulzeitung — abgedruckt, nachdem ich nach Polen geschrieben und um die Genehmigung des Abdrucks gebeten hatte. — Ich war doch vorher bei einem Treffen — von Schulzeitungsredakteuren in Vlotho gewesen!"

„Und dort hattest Du die Zeitschrift gelesen?"

„Ja, sie lag dort in mehreren Sprachen aus — in Englisch, Französisch und auch in Deutsch. — Und zuerst bekam ich die englische Ausgabe der Zeitschrift ‚Polen' in die Hände — und — und nachdem ich die deutsche Ausgabe gelesen hatte, bestellte ich mir diese Zeitschrift für ein Jahr."

Überraschend schnell erhielten wir von der Ärztin für Sprachbehandlung die freundliche Antwort, daß sie bereit sei, für Bruno ein Gutachten zu erstellen. Um uns die lange umständliche Anfahrt nach ... mit der Straßenbahn, mit dem Zug und mit der U-Bahn zu ersparen, kamen meine Schwester und ihr Mann schon am Abend vorher zu uns. Mit dem Auto legten wir dann am anderen Morgen die Fahrt bequem in einer Stunde zurück; so war Bruno für die Untersuchung noch frisch und gut in Form.
Bald darauf erhielt Bruno das Gutachten dieser Fachärztin:

Fortsetzg. d. Briefes an H. Dr. ... v. 18.6.75
Bruno M i c k e l e i t, geb. 28.9.43

Soziale Situation: Der Patient lebt bei seiner Mutter in Bremen. Seine geschiedene Ehefrau lebt zusammen mit seinem Sohn in Göttingen. Der Sohn besucht ihn manchmal während der Ferien. Da der Patient nicht versichert war, sind alle Heilmaßnahmen von amtsärztlichen Beurteilungen abhängig. Da von amtsärztlicher Seite kürzlich u.a. vorgeschlagen wurde, den Patienten für den Martinshof (Geistigbehinderten Institution) vormerken zu lassen, befürchtet die Familie mit Recht, daß die Bewilligung weiterer Förderungsmaßnahmen gefährdet ist.

Befund: Fast 32 jähriger, ruhiger, ausgeglichener, etwas verlangsamter, gut orientierter Patient, der alle Fragen sachlich richtig beantwortet. Sehr hohe Therapiemotivation. Sehr gute Mitarbeit bei der Untersuchung. Im Vergleich zur Voruntersuchung (8 Wochen nach der Operation fast totale Aphasie) hat der Patient ausgezeichnete Fortschritte gemacht und eine sehr gute Verbalisierungsfähigkeit erreicht.

Spontansprache: Der Patient spricht langsam in vollständigen Sätzen ohne grammatikalische Fehler. Gelegentlich auftretende Lautveränderungen werden von dem Patienten selbst sofort gemerkt und korrigiert. Gegensätze werden richtig gebildet.

Reihensprechen: Erhalten, fehlerfrei.

Nachsprechen: Schwierige lange Worte und sechzehnsilbige Sätze werden richtig nachgesprochen.

Wortfindung: Gestört. Die Wortfindungsschwierigkeiten zeigen sich vor allem in der Spontansprache unter Streß (Erklärung schwieriger Zusammenhänge, z.B. Versicherungssituation). Gegenstände werden richtig und ohne Schwierigkeiten bezeichnet. Bilder werden ebenfalls richtig bezeichnet.

Sprachverständnis: Für einfache und komplizierte Zusammenhänge erhalten.

Spontanschreiben: Wie Spontansprache. Der Patient schreibt langsam, aber richtig und in vollständigen Sätzen. Ganz vereinzelnd werden Buchstaben ausgelassen, die der Patient aber sofort selbst einsetzt, ohne darauf aufmerksam gemacht zu werden.

Diktatschreiben: Möglich (langsames Schreiben mit links). Beim Diktat vierstelliger Zahlen (Ziffern sollen geschrieben werden) wird manchmal ein Ziffernsymbol verkehrt geschrieben, obwohl der Patient es richtig benannt hat.

Laut lesen: Möglich.

Lesesinnverständnis: Gut vorhanden.

Nacherzählen: Möglich (wie Spontansprache).

Rechnen: Möglich.

Autotopognosie, Rechts- Linksunterscheidung: Autotopognosie vorhanden, aber Lateralisation nicht sicher.

Konstruktive Vorstellung: Gut erhalten. Es werden geometrische Figuren gezeichnet und z.B. auch ein Haus in Schrägansicht.

Optische Funktionen: Gut erhalten. Sinnwidrigkeiten in Bildern werden erkannt und die Bedeutung von Bildergeschichten werden erkannt. Farben werden erkannt und benannt.

Beurteilung: Bei dem Patienten handelt es sich um einen Zustand nach operativer Entfernung eines Ependymoms links. 1972, 8 Wochen nach der Operation, bestand eine fast totale Aphasie. In der Zwischenzeit ist es zu einer sehr guten Besserung der verbalen Fähigkeiten gekommen, aber es besteht noch eine Restaphasie. Diese zeichnet sich vor allen Dingen durch Wortfindungsschwierigkeiten aus (besonders in der Spontansprache). Zusätzlich erschwerend kommen eine Verlangsamung (lesen, schreiben und sprechen) und eine Hemiparese re. hinzu.

Empfohlene Maßnahmen: Gerade zu diesem Zeitpunkt halte ich intensive therapeutische Maßnahmen für unbedingt erforderlich, da der Patient z.Zt. noch Fortschritte macht und sehr motiviert ist. Da in Bremen abgesehen von der sehr positiven Eigeninitiative des Patienten und seiner Mutter keine gezielten intensiven Förderungsmaßnahmen möglich sind, sind die bereits eingeleiteten Maßnahmen (Gailingen) als sehr positiv anzusehen. Der Vorschlag, den Patienten in einer Institution für geistig Behinderte unterzubringen, bleibt mir nach der eingehenden Untersuchung des Patienten unverständlich.

Entsprechend dem Vorschlag von Herrn Prof. Kautzky **wäre nach** dem Aufenthalt in Gailingen (u.a. Krankengymnastik und Be - schäftigungstherapie zur Besserung der Motorik re. und **Sprach-therapie)** die **Aufnahme** in die Klinik für Sprachgestörte **in** **Bonn** (Prof. Leischner) zu empfehlen. Anschließend **sollte dann** **möglichst** bald an eine Umschulung des Patienten **gedacht werden.**

Trotz der Freude darüber, daß für Bruno die nächste Rehabilitationsbehandlung gesichert war, kamen wir von der bangen Frage nicht los:

„Kann der ‚Behandlungsplan' des Amtsarztes sich auf kommende Rehabilitationsansprüche negativ auswirken?"

Bruno und ich holten uns Rat bei unserem Hausarzt und bei dem Freund meines Sohnes; wir sprachen über unsere Sorge mehrmals mit meinem Schwager, der durch seinen Beruf Erfahrungen mit solchen Behördenvorgängen hat; Bruno befragte seinen Juristen und ließ sich in dieser wichtigen Frage auch beim Sozialamt beraten. Wir kamen alle zu der Überzeugung: Es genügt nicht, ein Gegengutachten einzuholen, das von den maßgebenden Stellen dann vielleicht gar nicht zur Kenntnis genommen wird. Der „Behandlungsplan" selbst muß „vom Tisch", er darf mit der Krankenakte von Bruno nicht weitergegeben werden! Unsere gemeinsame Sorge war:

„Nach einer so negativen amtsärztlichen Begutachtung sind die Ärzte der AOK und der BfA befangen, und sie werden Ansprüche auf medizinische und berufliche Rehabilitationsmaßnahmen nicht mehr unvoreingenommen prüfen."

Bruno entschloß sich, eine Eingabe an den Senator für Gesundheit und Umweltschutz zu machen; mit Hilfe meines Schwagers setzten wir dieses Schreiben auf, und Bruno schickte es ab, ehe ich ihn zu der zweiten Behandlung in die Rehabilitationsklinik brachte.

In seiner Eingabe berichtete Bruno an Hand von Beweisunterlagen kurz über seine Krankheit und deren Heilungsverlauf; danach bezog er sich auf den Behandlungsplan des Amtsarztes, der ihm selbst nicht zugestellt worden war, dessen Inhalt er nur durch das Sozialamt erfahren hatte.

Bruno trug dann dem Senator vor:

„In Außerachtlassung der bereits angeführten Gutachten hat Herr Dr. Sch. (der Amtsarzt) für mich einen Behandlungsplan aufgestellt, den ich nicht hinnehmen kann. Ich sehe nach diesem Behandlungsplan meine gesamte Rehabilitation als nicht mehr gesichert an.
Ich bitte Sie, sehr verehrter Herr Senator, mir dazu zu verhelfen, daß Herr Dr. Sch. seinen für mich aufgestellten Behandlungsplan zurücknimmt, damit dieser keiner anderen Stelle, z.B. der AOK zugeleitet wird ..."
Eine Woche darauf erhielt Bruno von der Senatorischen Dienststelle folgendes Schreiben:

Freie Hansestadt Bremen

Der Senator für Gesundheit und Umweltschutz

Der Senator für Gesundheit und Umweltschutz · 2800 Bremen 1 · Bahnhofsplatz 29

24.6.1975
☎ 4452

Herrn
Bruno M i c k e l e i t

Geschäftszeichen (Bitte bei Antwort angeben) 5o1-1o-1o/7

Betr.: Beschwerde gegen Dr. Sch
Bezug: Ihr Schreiben vom 16.6.1975

Sehr geehrter Herr Mickeleit!

Sie werden verstehen, dass ich mich zu Ihrem Schreiben, welches am 2o.6.1975 hier einging, erst äussern kann, nachdem Herr Dr. seine Stellungnahme, um die ich ihn heute gebeten habe, angefertigt hat. Ich komme dann unaufgefordert auf die Angelegenheit zurück.

Auf diese Stellungnahme mußte Bruno acht (!) Monate, bis zum Februar 1976, warten — inzwischen aber war einiges geschehen.

Am 20. Juni 1975 wurde Bruno zum zweitenmal in die Rehabilitationsklinik aufgenommen; wir waren beide erfreut und erleichtert, daß er die speziellen Behandlungen wieder erhielt und dort ohne Belastungen und ohne Streß weiter an sich arbeiten konnte. Der Chefarzt, Herr Dr. Kisch, der auch die ersten Rehabilitationsbehandlungen für Bruno aufgestellt und überwacht hatte, sah die Kostenübernahme durch die AOK zum 1. Juli als gesichert an, da die Behandlungen dann bereits begonnen hatten und fortgesetzt werden mußten.

Nach Hause zurückgekehrt, nutzte ich die Sommermonate, um in der Abwesenheit von Bruno eine behindertengerechte Dusche für ihn einbauen zu lassen. So gut Bruno — trotz seiner Behinderung — in unserem Hause zurechtkam, sein Reinigungsbad in der engen Badewanne, das mühsame Hinein- und wieder Heraussteigen in dem kleinen Raum waren für ihn und auch für mich, die ich ihm dabei helfen mußte, eine wahre Tortur, ein Zeit- und Kraftaufwand, dem ich mich kaum noch gewachsen sah.
Schon bei seiner ersten Rehabilitationsbehandlung hatte Bruno mir die Duschen in der Klinik gezeigt, die so eingerichtet waren, daß jeder Behinderte sie ohne Hilfe allein benutzen konnte.
Es war sehr mühsam, die verschiedenen Handwerker zu bekommen, auch mußten die moderne Mischbatterie, der Thermostat u.a. erst noch bestellt werden. Aber als Bruno dann im Oktober nach Hause kam, war die Dusche gerade fertig geworden und fand seine volle Zustimmung.

15

Bruno war auch durch die zweite Behandlung in der Neurologischen Rehabilitationsklinik in seinem Bemühen, seine Behinderungen zu überwinden, ein gutes Stück vorangekommen; in dem Entlassungsbericht von Herrn Dr. Kisch stand:
„Das jetzt durchgeführte Heilverfahren hat zu einer gewissen Stabilisierung des Gesundheitszustandes mit leichter Besserung der armbetonten rechtsseitigen Hemiparese[15] geführt ... Der Gang ist rhythmischer und sicherer geworden ... Der Patient hat alle Behandlungen mit großer Einsatzbereitschaft und Motivation vorgenommen. Er schätzte die individuellen Hirntrainingsmaßnahmen unter Anleitung unserer Fach-Psychologin sehr ... Außerdem hat der Patient weitere Besserungen besonders im sprachlichen und schriftlichen Bereich erzielt. Auf Grund dessen hat auch seine

Motivation und Gesesungswille zugenommen. Wir haben den Patienten als arbeitsunfähig für unbestimmte Zeit in hausärztliche Behandlung entlassen."
Zur ambulanten Weiterbehandlung an unserem Wohnort erhielt Bruno einmal in der Woche Sprachtherapie und zwei Unterwassergymnastiken: unter Anleitung einer Therapeutin machte er in 28 Grad warmem Wasser gymnastische Übungen, um den noch vorhandenen Spasmus in seiner rechten Körperseite weiter zu überwinden. Da es in unserer Nähe keine Möglichkeit für eine solche Behandlung gab, mußte Bruno mit einem Taxi zu dem Therapiezentrum gebracht werden, das ganz am anderen Ende unserer Stadt liegt. Für die AOK entstanden dadurch hohe Fahrkosten; und Bruno hatte einen so großen Zeitverlust, daß diese zwei Vormittage für Schreib- und Leseübungen ganz ausfielen.
Uns wurde nun klar, daß Bruno bei den vielen Rehabilitationsbehandlungen in der Klinik so gute Fortschritte machen konnte: drei ambulante Behandlungen in der Woche erbrachten zu wenig! Und die langen Wege nahmen Bruno einfach zu viel von seiner Zeit weg.
Darum war es eine große Erleichterung für Bruno, als der Sprachtherapeut zu der wöchentlichen Sitzung zu uns ins Haus kam. Die lange, ermüdende Anfahrt mit Straßenbahn und Bus entfiel, und Bruno konnte ausgeruht in die Therapiestunde gehen und gut mitarbeiten.

Im November wartete Bruno immer noch auf die Antwort von der Senatorischen Dienststelle auf seine Eingabe, die er im Juni gemacht hatte. Bruno befürchtete nachteilige Folgen durch die negative Beurteilung des Amtsarztes, Dr. Sch.
Um etwas klarer zu sehen, sprach Bruno auch mit seinem Anwalt, der das Scheidungsverfahren führte, über diese Angelegenheit. Auch den Verband Deutscher Hirnbeschädigter, in dem Bruno Mitglied geworden war, baten wir um Hilfe in dieser ungewissen Lage. Doch Brunos „Fall" schien von besonderer Art zu sein: es fand sich niemand, der helfen konnte.
Bei einem Gespräch mit dem Pastor unserer Gemeinde, der Brunos Situation seit der Operation kannte, kamen wir auf das amtsärztliche Gutachten zu sprechen, das uns noch immer beunruhigte. Da der Pastor den neuen Senator für Gesundheit und Umweltschutz von früher kannte, wollte er versuchen, persönlich bei ihm vorzusprechen und sich für eine Klärung der Angelegenheit einzu-

setzen. Bruno übergab dem Pastor eine Kopie des Gutachtens, das die Sprachärztin nach ihrer eingehenden fachärztlichen Untersuchung erstellt hatte, und hoffte weiter auf eine zufriedenstellende Antwort vom Senator für Gesundheit. Erst viel später sollte sich herausstellen, daß dieses positive Gutachten überhaupt nicht zur Kenntnis genommen worden oder dem Senator nicht vorgelegt worden ist.

Neben seinen ambulanten Behandlungen arbeitete Bruno daheim, um weiter zu voranzukommen. Hier folgt eine kleine Niederschrift, zu der Bruno mir berichtete:
„Diese Geschichte stammt aus dem Lateinbuch, das Onkel Günther mir einmal mitgebracht hatte. — Das liegt bestimmt schon — — 12 Jahre — nein! — länger zurück!" (Es war etwa 1957)

Mo. 24.11.75

Ein alter Römer wettete vorzeiten einmal
mit seinem Freund, wer wohl den kürzesten
Brief schreiben könne. Es begab sich, daß
der Freund, mit dem er die Wette abgeschlos-
sen hatte, für einige Zeit Rom verlassen wollte.
>Rure io< schrieb er ihm (das hieß: „Ich
werde aufs Land gehen".).
Die Antwort kam postwendend: >I< war
alles, was er zur Antwort bekam („Geh").

Auch las Bruno oft aus seinen Fachzeitschriften etwas vor; ich stellte dann hinterher Fragen, und Bruno bemühte sich, seine Antwort möglichst fließend auszusprechen. So hatten wir am 29. November ein langes Gespräch geführt, an dessen Ende ich Bruno fragte, ob ihn diese Stunde sehr angestrengt hat, und worauf er folgende Antwort gab:

„Überhaupt nicht! — Deswegen — weil wir in einer entspannten Atmosphäre gesprochen haben. — Dann ist es sehr viel leichter, zu reden, — — als wenn ich unter Druck stehe — oder aus einem inneren Druck heraus schnell etwas sagen will! — Da die Menschen, mit denen ich sonst zusammen bin, nicht wissen, — welche Schwierigkeiten ich habe, — — nehmen sie auch keine Rücksicht."
Und nach einer Pause sagte Bruno:
„Da muß ich Dir noch erklären, warum ich von mir aus — — so selten die Notwendigkeit sehe, zu reden, nämlich: ich habe das Gefühl, daß ich schon alles gesagt habe — — ehe ich anfange, es auszusprechen! — Da ist mir der innere Monolog, — den ich seit dem Beginn meiner Krankheit gewohnt bin, zu führen — — viel lieber, — als das anstrengende laute Reden."
Eine besondere Freude war es für Bruno und mich, daß wir in diesem Jahr in den Weihnachtstagen nicht allein blieben: Bernhard kam zu Besuch und brachte Leben in unser Haus und Vorfreude auf den Heiligen Abend, den er kaum erwarten konnte. Neugierig bestürmte er seinen Vater immer wieder, ihm doch zu verraten, was er denn geschenkt bekommen würde; und oft, wenn ich in der Küche wirtschaftete, hörte ich, wie Vater und Sohn sich unterhielten, scherzten oder fröhlich miteinander rangen; Bernhards lautes Lachen steckte auch Bruno an, der seinem Sohn oft die Freude machte, seine Kräfte mit ihm zu messen.
Wir verlebten ein schönes Weihnachtsfest und gingen mutig ins neue Jahr.

16

Nachdem mein Enkel in der ersten Woche des Jahres 1976 abgereist war, begann auch für uns der Alltag: Bruno fuhr wieder zur Krankengymnastik, die sprachtherapeutischen Sitzungen wurden fortgeführt, und Bruno nahm seine täglichen Übungen wieder auf: laut vorlesen, miteinander sprechen, einen bestimmten Zusammenhang erklären, Zahlen schreiben und lesen; und durch tägliche Schreibübungen versuchte Bruno auch hierbei ein schnelleres Tempo zu erreichen.
Zwischendurch nahm Bruno sich einige handwerkliche Arbeiten vor, bei denen ich ihm helfen mußte, weil er seine rechte Hand nur als grobes Stützwerkzeug gebrauchen konnte. Aber mit der

linken Hand arbeitete Bruno schon so geschickt, daß er viele Tätigkeiten, für die andere zwei Hände brauchten, allein mit seiner linken Hand ausführen konnte.
Eine Therapeutin in der Rehabilitationsklinik hatte Bruno eine Skizze von dem Therapiebrett gemacht, an dem er dort gezielte Übungen mit seiner rechten Hand durchgeführt hatte. Bruno schaffte es, sich nach der Zeichnung ein solches Therapiebrett selbst zu bauen; und von nun an übten wir jeden Abend eine halbe Stunde in der gleichen Weise, wie die Therapeutin mit ihm gearbeitet hatte. Wir hofften, daß sich dadurch die Funktionsfähigkeit der rechten Hand noch verbessern werde.

Bruno hatte während seiner zweiten Rehabilitationsbehandlung in der Klinik an Selbstvertrauen gewonnen; es war nun an der Zeit, daß wir auch hier an unserem Wohnort mehr Kontakt mit anderen Menschen bekamen. Durch Brunos Krankheit und ihre Folgen waren wir beide in eine große Isolation geraten, die wir nun überwinden mußten. Da Bruno in seiner Studentenzeit oft und gern gesungen hatte und auch in der Rehabilitationsklinik immer zum gemeinsamen Singen gegangen war, suchten wir nun den Chor in unserer Gemeinde auf — und fanden bald Gefallen an unseren wöchentlichen Proben und dem gelegentlichen Singen in unserer Kirche oder in der Nachbargemeinde.

Doch trotz dieser erfreulichen kleinen Fortschritte war es immer noch nicht abzusehen, ob es Bruno je möglich sein werde, eine teilweise Wiedereingliederung in seinen Beruf zu erreichen; diesem Ziel stand vor allem seine geringe Belastbarkeit als Hirnverletzter entgegen. In dieser Situation stellte sich für Bruno erneut die Frage, ob er sich auf Dauer mit dem Unterhaltssatz der Sozialhilfe begnügen oder ob er jetzt — in einer etwas besseren Lage — selbst eine Unterhaltsklage gegen seine Frau führen sollte. Der Leiter des Sozialamtes riet Bruno seine Unterhaltsansprüche selbst geltend zu machen; Bruno besprach sich mit seinem Anwalt und dieser leitete eine Unterhaltsklage ein.

Am 13. Januar erhielt Bruno ein Einschreiben von der Bundesversicherungsanstalt für Angestellte:

BUNDESVERSICHERUNGSANSTALT FÜR ANGESTELLTE

1 [redacted]

8041 – 2541-06/7

(Bitte bei allen Zuschriften dieses Zeichen und Personalien d. Versicherten angeben)

Bundesversicherungsanstalt für Angestellte · 1 Berlin 31 · Ruhrstraße 2

Einschreiben

Herrn
Bruno Mickeleit

Evtl. tel. Anfragen erbitten wir montags bis freitags in der Zeit von 9 bis 14 Uhr

Durchwahl 8 65 25648

Vermittlung 8 65-1

Tag 13. JAN 1976

Betr.: Berufsfördernde Leistungen zur Rehabilitation gem. §§ 13, 14 a AVG

Bezug: Ihr Antrag vom 17.4.1975

Sehr geehrter Herr Mickeleit!

Wir bedauern, Ihrem Antrag auf Gewährung von berufsfördernden Leistungen nicht entsprechen zu können.

Berufsfördernde Leistungen zur Rehabilitation können nach den Vorschriften der §§ 13 Abs. 1, 1 a und 2, 14 a AVG (s. Anlage) gewährt werden. Nach unseren Feststellungen sind die erforderlichen Voraussetzungen nicht erfüllt,

weil durch berufsfördernde Maßnahmen eine wesentliche Besserung Ihrer Erwerbsfähigkeit nicht erreicht werden kann. Im übrigen besteht auch keine Belastbarkeit für berufsfördernde Maßnahmen.

Die versicherungsrechtlichen Voraussetzungen wurden bei dieser Sachlage nicht geprüft.

Gegen diesen Bescheid kann innerhalb eines Monats nach Zustellung schriftlich oder zur Niederschrift bei der Bundesversicherungsanstalt für Angestellte, 1 Berlin 31 — Wilmersdorf, Ruhrstraße 2, Widerspruch erhoben werden.
Die Frist gilt auch dann als gewahrt, wenn die Widerspruchsschrift bei einer anderen inländischen Behörde oder bei einem anderen Versicherungsträger eingegangen ist.
Die Widerspruchsschrift und nach Möglichkeit sämtliche Unterlagen sind in doppelter Ausfertigung einzureichen.

Anlage

Hochachtungsvoll
Im Auftrag

Die BfA hatte also eine Kostenübernahme für berufliche Rehabilitationsmaßnahmen abgelehnt, ohne anzugeben, auf welche Gutachten sie sich dabei gestützt hat; Bruno war weder von einem Arzt der BfA untersucht worden, noch wußte er, welche Gutachten über ihn bei der BfA vorlagen.
Bruno und ich erkannten jetzt, daß er einen Fehler gemacht hatte: Als Bruno 1975 bei der BfA einen Antrag auf Nachversicherung gestellt hatte, war er noch zu wenig informiert gewesen und hatte darum nicht eindeutig zum Ausdruck gebracht, daß es ihm zunächst nur um die Nachversicherung ging und um die **Sicherstellung seines Anspruchs auf Maßnahmen zur beruflichen Rehabilitation.** Welche Maßnahmen zu einem späteren Zeitpunkt (!) eingeleitet werden müßten, das stand damals ja noch gar nicht zur Debatte.
Wer als Behinderter berechtigte Ansprüche bei Ämtern, Krankenkassen und Versicherungen geltend machen will und dabei erfährt, daß er seine Rechte nicht gleich durchsetzen kann, hat zwei Möglichkeiten: Entweder er gibt gleich auf, weil er sich sagt „dagegen komme ich doch nicht an!"
Oder aber, der Behinderte legt Widerspruch ein, das bedeutet: er nimmt einen ungleichen Kampf mit mächtigen Institutionen auf, der immer weitere Kreise zieht und ihn zu immer neuen Aktivitäten herausfordert, die dann ihrerseits ihm immer weitere Belastungen aufbürden und ihm so die Zeit und die Kraft nehmen, die er so dringend braucht, um seine Behinderungen weiter überwinden zu können:

- Bruno hatte sich 1975 gegen die negative Beurteilung des Amtsarztes wehren wollen und den Senator für Gesundheit in einem Beschwerdebrief um Hilfe gebeten,
- Bruno hatte ein Gutachten bei der Ärztin für Sprachheilbehandlung einholen müssen, um die negative Beurteilung des Amtsarztes entkräften zu können,
- weitere Aktivitäten waren zwangsläufig gefolgt.

Aber während Bruno noch darauf wartete, daß ein Arzt der BfA ihn zur Untersuchung bestellt, daß er dann die Möglichkeit hat, das positive Gutachten der Sprachärztin vorzulegen, hatte die BfA bereits eine Kostenübernahme für berufliche Rehabilitation abgelehnt.

Da Bruno im Laufe der Zeit das Schreiben und Ablesen von Zahlen erlernt hatte, hatte ich ihm schon vor längerer Zeit den Vorschlag gemacht, er sollte nun auch Rechenaufgaben lösen. Dabei hatte sich aber herausgestellt, daß das Ausrechnen von Divisions- und Multiplikationsaufgaben für Bruno eine mühevolle Arbeit war, die ihm so große Schwierigkeiten bereitete, daß er sie bald erschöpft einstellen mußte. Wir hatten dann ein klärendes Gespräch darüber geführt, in dem Bruno mir seine (!) Meinung sagte:

„... Da es schon Taschenrechner gibt, die jede — Aufgabe bis auf 10 Stellen genau ausrechnen, — sehe ich gar nicht ein, was das soll!" (Gemeint war das mühsame Ausrechnen der Aufgaben.) „Es genügt, wenn man — wenn ich! — einen Taschenrechner bedienen kann!"

Bruno kaufte also einen Taschenrechner und begann, sich mit ihm vertraut zu machen. Durch Üben, am Anfang nur mit zweistelligen Zahlen, erreichte Bruno bald eine gewisse Geschicklichkeit in der Bedienung des Taschenrechners — und später diktierte ich Bruno Aufgaben mit vielstelligen Zahlen, die er auf ein Blatt schrieb. Danach konnte Bruno in aller Ruhe die Zahlen in den Taschenrechner eingeben und die Lösungen abschreiben.

Sa, 21,2,76

8430 · 227 = 1.913.610

34.920 · 104 = 3.631.680

68.532 · 716 = 49.068.912

562.641 : 317 = 1774,892744

728.364 : 364 = 2001

914.058 : 412 = 2218.587378

762.225 : 125 = 6097.8 c.T.R

In unserer Tageszeitung erschien am Wochenende immer eine Beilage: „Das XX. Jahrhundert — Wissenschaft, Fortschritt, Technik"; und oft fand Bruno einen Artikel so interessant, daß er ihn vorlas und anschließend noch darüber sprechen wollte:
„Du weißt nicht, was Manganknollen sind? — Das sind Knollen aus reinem Mangan — — oder — Mangan-Oxid wird es wohl sein, — die wachsen in der Tiefsee — seit über 10 000 Jahren! Diese Knollen sind relativ klein und liegen in ungeheurer Tiefe, etwa 2 000—4 000 m, — darum sind sie so schwer zu finden. — Das Mangan braucht man, um Batterien herzustellen, — Mangan ist nämlich ein wichtiger Bestandteil des ‚Braunsteins', der bei Batterien Verwendung findet."
Auf eine Zwischenfrage von mir antwortete Bruno:
„... Ja, und gerade für die modernen Batterien ist das Mangan unentbehrlich, weil es den Sauerstoff binden kann. — Mangan wird aus Manganerz gewonnen, — aber ich weiß nicht, ob da die Vorräte auch zu Ende gehen. — Die Vorräte an Blei z.B. reichen nur noch knapp 100 Jahre, wenn wir weiter so aasen! Weißt Du, was man früher mit den ‚Bleiakkus' gemacht hat? Die kamen auf den Schrott! — Und heute hebt man sie auf: — ‚Recycling', das ist die Wiederverwendung von schon einmal Gebrauchtem, um Rohstoffe zu sparen!"

17

Auf seine Eingabe an den Senator für Gesundheit vom 15.6.1975 erhielt Bruno nach acht Monaten (!) am 16.2.1976 endlich eine Antwort:

Freie Hansestadt Bremen

Der Senator für Gesundheit und Umweltschutz

Der Senator für Gesundheit und Umweltschutz · 2800 Bremen 1 · Bahnhofsplatz 29

Herrn
Bruno M i c k e l e i t

28oo Bremen

Bremen, den 16.2.1976
☎ (0421) 361 - 4452

Geschäftszeichen 5o1-1o-1o/7
(Bitte bei Antwort angeben)

Betr.: Ihre Beschwerdeschreiben vom 15./16.6. und 14./22.7.1975

Sehr geehrter Herr Mickeleit!

Zu meinem Bedauern habe ich festgestellt, dass es versäumt wurde, Ihnen sofort eine Antwort auf Ihre Beschwerde zu erteilen.

Nachdem Ihr erstes Beschwerdeschreiben am 2o.6.1975 eingegangen war, hatte ich aufgrund einiger Nachforschungen erfahren, dass sich Ihr Anliegen insoweit erledigt hatte, als Sie sich am 2o.6.1975 doch noch in die Neurologischen Kliniken Gailingen begeben hatten. Für die Zeit vom 2o.6. bis 3o.6.1975 hatte das Sozialamt (Ortsamt Osterholz) aufgrund erneuter Rücksprache mit Herrn Dr. Sch schließlich doch die Kosten übernommen. Für die Zeit ab 1.7.1975 kam die AOK für die Kosten auf, da Sie von der ab 1.7.1975 durch das Gesetz über die Sozialversicherung Behinderter eröffneten Möglichkeit Gebrauch gemacht hatten, Mitglied der AOK zu werden. Damit unterfielen Sie auch dem Gesetz über die Angleichung der Leistung zur Rehabilitation (Auskunft des Ortsamtes Osterholz). Ich hoffe, dass Sie seitdem keine Probleme mehr hatten bzgl. der Kostenträgerschaft bei erforderlichen Massnahmen der medizinischen Rehabilitation.

Soweit es die Begutachtung durch Herrn Dr. Sch betrifft und insbesondere seine Ansicht vom Mai 1975, eine weitere stationäre Behandlung nicht vor Ablauf eines halben bis einem Jahr durchzuführen, hatte ich ihn um eine Stellungnahme gebeten. Seine Antwort teile ich Ihnen - so bedrückend sie ist - der Klarheit halber mit:

> "Bei Herrn M. ist mit einem Tumor ein erheblicher Teil der linken Hirnhälfte operativ entfernt worden. Infolge dessen bestehen bei ihm Lähmungserscheinungen der rechten Gliedmaßen, schwere Sprachstörungen und schwere psychische Störungen. Dieser Defektzustand kann naturgemäss nicht behoben, nicht einmal wesentlich gebessert werden.
>
> Der unter den Möglichkeiten der fachärztlichen Beratungsstellen des Hauptgesundheitsamtes sehr sorgfältig erarbeitete Eingliederungsplan kommt den Wünschen des Herrn M. und seiner sich sehr für ihn einsetzenden Mutter weitgehend entgegen. Selbstverständlich kann dieser Plan aber nicht irrealen Wunschvorstellungen entsprechen, sondern er muss den medizinischen Tatsachen angepasst und dem Behinderten, letztlich auch dem Kostenträger, zumutbar sein. Übertriebene und unzweckmässige Massnahmen sind für den Behinderten nicht nur unnütz, sondern eine Belastung, evtl. sogar eine Gefahr."

Insbesondere auch nach Durchsicht der mir vorgelegenen Unterlagen hatte ich keine Veranlassung, Herrn Dr. Sch um eine Rücknahme oder Korrektur seiner Beurteilungen und Empfehlungen zu bewegen. Ich habe keine Anhaltspunkte erkennen können, dass die Begutachtung nicht korrekt erfolgt ist. Es kommt durchaus vor, dass ärztliche Beurteilungen und Empfehlungen sich von denen eines Amtsarztes unterscheiden, was sich nicht zuletzt aus der gesetzlich bestimmten Funktion des Amtsarztes erklären lässt.

Zu der Angabe in dem vorliegenden Schreiben der Senatorischen Dienststelle:
„... Der unter den Möglichkeiten der fachärztlichen Beratungsstellen des Hauptgesundheitsamtes sehr sorgfältig erarbeitete Eingliederungsplan ..."
muß richtiggestellt werden:

- Eine fachärztliche Beratung für Bruno ist vom Hauptgesundheitsamt überhaupt nicht vorgenommen worden,

- an dem fachärztlichen (!) Gutachten, das der Chefarzt der Rehabilitationsklinik nach einer halbjährigen Behandlung für Bruno erstellt hatte, hat sich der Amtsarzt offensichtlich nicht orientiert,
- eine Fachärztin für **Orthopädie** war bei uns; sie kam unangemeldet schon um 10 Uhr, als Bruno bereits bei seinen täglichen Schreibübungen saß. Die Ärztin nahm sich aber nicht die Zeit, diese Schreibarbeiten anzusehen und sie mit seinen Schreibversuchen zu vergleichen, die er vor (!) der ersten Rehabilitationsbehandlung in der Klinik vorgenommen hatte.

Erst durch dieses Schreiben der Senatorischen Dienststelle erkannten Bruno und ich, daß das amtsärztliche Schreiben an das Sozialamt, das wir für einen „Behandlungsplan" — also für Behandlungsvorschläge — gehalten hatten, in Wirklichkeit der **Rehabilitationseingliederungsplan** war, den der Amtsarzt für Bruno aufgestellt hatte und an den sich das Sozialamt bei einer Kostenübernahme halten mußte!
„Woher", so fragte Bruno empört, „woher bezieht Dr. Sch. (der Amtsarzt) seine Kenntnis? — Woher nimmt er sich das Recht, eine so negative Prognose für mich aufzustellen? — Will man mir bereits am Anfang den Weg zu einer beruflichen Rehabilitation versperren — mit der Begründung, die Kosten müßten auch zumutbar sein? — Dann frage ich: ‚Sind Alkoholsüchtige und Rauschgiftsüchtige, für die so viel mehr getan wird, — förderungswürdiger als ich? — Ist bei denen eine Behandlung erfolgversprechender als bei mir?"

18

Am 19. Februar 1976 brachte Radio Bremen die Sendung:
„Behinderter in der Behördenmühle", darin schilderte eine Journalistin Brunos Bemühungen um ausreichende Rehabilitationsbehandlungen.
Der Sprecher:
„... ließe zumindest vermuten, daß ganz andere Maßnahmen am Platze wären, als die sogenannte Hilfe, die von Amtswegen angeboten wird.
Da ist z.B. der Fall Bruno Mickeleit:
Er ist Diplom-Physiker und hatte nach dem Examen eine Stelle

als Referendar angetreten. Im Juli 1972 wurde er an einem Gehirntumor operiert, ... es blieb eine rechtsseitige Lähmung zurück und eine Aphasie, das ist bei klarer Denkweise eine Sprachhemmung. 1974 wurde B. M. ohne Versorgungsanspruch entlassen ... er ist Sozialhilfeempfänger. Bei Sozialhilfeempfängern stellt nach dem Bundessozialhilfegesetz der Amtsarzt den Rehabilitationsplan auf. Nachdem Bruno Mickeleit in Gailingen, einem Rehabilitationszentrum, mehrere Monate gefördert wurde, erstellte der Chefarzt dort ein Gutachten, in dem es heißt:
‚Volle Orientiertheit ... geistige Klarheit ... hohe Therapiemotivation ... Sprachverständnis gut ... in seinen Schilderungen sachlich und überlegen.'
Auch ein Gutachten, das seine Sprachärztin in ... über ihn erstellt hat, war positiv und gab zu Hoffnungen Anlaß ...
Im Mai 1975 erstellte dann der Amtsarzt vom Hauptgesundheitsamt, als der zuständige Arzt für Rehabilitation, einen Behandlungsplan und ein Gutachten ..."
Und nun las der Sprecher der Sendung den Wiedereingliederungsplan, den der Amtsarzt, Dr. Sch., für Bruno aufgestellt hatte, vor. Bruno jedoch hatte diesen „Plan" trotz vieler Bemühungen immer noch nicht als einen mit Rechtsmittelbelehrung versehenen förmlichen Bescheid erhalten! Bruno hatte von diesem Plan immer nur etwas gehört!
Dann befragte die Journalistin Bruno:
„Wie kam es bei dem Hauptgesundheitsamt zu einem so ungünstigen Gutachten?"
„Das kann ich mir nicht erklären — ob er (gemeint ist der Amtsarzt) das bloß aus seiner kurzen Zwiesprache mit mir entnommen hat, — oder ob er auch schon vorher gegen mich eingenommen war. — Ich habe keine Gelegenheit gehabt, mit ihm normal zu reden — wie man sich so zu zweit unterhält."
Die Journalistin:
„Hat er Sie unterbrochen ...?"
„Ja, er (der Amtsarzt) hat mich immer unterbrochen — und mir auch oft genug das Wort abgeschnitten, so daß ich in meiner — — noch nicht überwundenen Aphasie — dann schließlich sprachlos blieb."
Die Journalistin:
„Sind Sie durch eine unbekannte Umgebung oder durch einen unbekannten Gesprächspartner gehemmter als sonst?"

„Ja, das kann ich mit gutem Recht sagen, daß ich dann gehemmter bin."
Die Journalistin:
„Wenn alle Rehabilitationen bewilligt werden, wenn Ihre Sprachhemmung behoben wird — oder zumindest optimal behoben wird, wie würden Sie sich mit Ihrer Vorbildung als Diplom-Physiker einen weiteren beruflichen Werdegang vorstellen?"
„Ja, — ich würde in einem Beruf, — — der — der meiner bisherigen Ausbildung als Diplom-Physiker — etwas verwandt ist, gerne wieder arbeiten wollen. — Zum Beispiel — Exzerpte[16] — für eine Bibliothek anfertigen."
Die Journalistin:
„Als Sie vor vier Jahren aus dem Krankenhaus kamen, haben Sie da auch schon einige Sätze einigermaßen flüssig sprechen können?"
„Nein! Nein, da war überhaupt nicht dran zu denken! Da konnte ich bloß einzelne Wörter nachsprechen, die mir durch meine Mutter vorgesprochen wurden."

Die Journalistin befragte den Leiter des Sozialamtes, dieser antwortete:
„Ich muß allerdings sagen, daß ich insoweit an das Gutachten gebunden bin, als ich nur die Leistungen gewähren kann, die der Amtsarzt für erforderlich hält."
Die Journalistin:
„In dem Gutachten ist die Rede davon, Herr Mickeleit möge im Martinshof (der Behindertenwerkstätte) arbeiten ..."
Der Leiter des Sozialamtes:
„... Ich habe das Gutachten mit Herrn Mickeleit besprochen. Aber, ich muß ehrlich sagen, zum damaligen Zeitpunkt und im Hinblick darauf, daß Herr Mickeleit kurz vor einer erneuten Rehabilitationsmaßnahme stand, habe ich das einfach noch ausgesetzt und **nicht durchgeführt."**
Die Journalistin:
„Im Volksmund ist die Auffassung so, daß dort (in den Werkstätten) vor allem geistig behinderte Menschen arbeiten, wohingegen in einem Gutachten über Herrn Mickeleit die Rede davon ist, daß er versuchen sollte, stundenweise in einer Universitätsbibliothek Auszüge zu machen. Was meinen Sie, warum das so auseinanderklafft?"
Der Leiter des Sozialamtes:

„... Ich bin der Meinung, daß alle Rehabilitationsmaßnahmen sich ausrichten sollten auf **eine berufliche Eingliederung** und nicht auf eine Arbeitstherapie, wie es dem Gutachter vorgeschwebt hat.
... Ich habe seit einigen Jahren zu Herrn Mickeleit sehr engen Kontakt, habe auch seine Fortschritte beobachtet, die er teils durch die Rehabilitationsbehandlung in Gailingen teils aber auch durch die eigenen Tätigkeiten im Hause unter Mithilfe der Mutter erreicht hat und glaubte, daß es sicher noch bessere Maßnahmen gäbe, als die erwähnte des Amtsarztes."

Die Journalistin befragte auch den Senator für Gesundheit, an den Bruno 1975 seine Eingabe und die Bitte um Hilfe gerichtet hatte.
Die Journalistin:
„Ist es so, daß ein Arzt des Hauptgesundheitsamtes zunächst einmal nach finanziellen Überlegungen begutachtet, was ein Kranker kostet und dann erst nach ärztlichen Notwendigkeiten?"
Der Senator:
„Nein, der Arzt des Hauptgesundheitsamtes untersucht zunächst nach medizinischen Grundsätzen und Motiven; und erst in zweiter Linie muß er natürlich auch gegenüber den Kassen das verantworten, was er medizinisch für richtig hält, daß das bezahlt wird. Das Ganze beruht auf der Schwere dieser Krankheit. Wer nach einer solchen Gehirnoperation an sich selbst arbeitet, wie in diesem Fall, darf nicht davon ausgehen, daß das alles so wird, wie vorher! Wenn er kleine Verbesserungen hat, dann ist das schon ein großer Erfolg. Und es liegt vielleicht dahingehend ein Unterschied vor, daß die pädagogische Art der Beurteilung im Hauptgesundheitsamt aus Zeitgründen und unter dem Druck, daß schon der nächste vor der Tür steht, der untersucht werden muß — vielleicht nicht so war, wie an anderen Stellen, wo man das in mehreren Tagen getan hat, das würde ich gern zugeben."
Die Journalistin:
„... diese Behindertenwerkstätten, das ist in den Augen der Bevölkerung die Stätte, in der geistig Behinderte arbeiten ..."
Der Senator:
„... es ist nicht so, daß dort nur geistig Behinderte arbeiten. Es ist natürlich zu bedauern, daß wir nicht weitere und differenziertere Möglichkeiten für — die berufliche Arbeit im Rahmen der Rehabilitation haben als die, die uns zur Verfügung stehen. Es arbeiten sowohl Behinderte ... als auch geistig Behinderte an diesen Stel-

len. Es ist ja Dr. (dem Amtsarzt), wenn ich richtig gelesen habe, nicht darum gegangen, daß er unbedingt an dieser Stelle arbeitet, sondern lediglich um ein Angebot, daß, wenn er sich mit handlicher (so wörtlich!) Arbeit weiterentwickeln will, er seinen Gesundungsprozeß unterstützen will, er dieses hätte tun können."
Und der Senator weiter:
„Diese Ergebnisse der Untersuchungen klaffen an der Stelle auseinander, wo jetzt der Arzt langfristig den gesamten Gesundungsprozeß im Auge behalten muß. Und ich sehe es als notwendig an, **daß der Arzt im Hauptgesundheitsamt jetzt nicht irreale Hoffnungen weckt in dieser Beurteilung,** sondern auf die langsam konkreten Schritte zu einer Heilung hinweist. Und es ist keine Ausnahme, daß in Fällen, wo durch eine Begeisterung oder durch eine zu Unrecht geweckte Hoffnung durch Familienangehörige der Kranke überfordert wird in der ersten Phase, was dann dazu führt, daß ein Rückschlag kommt, der nicht mehr reparabel ist."

Der Sprecher beendete die Sendung:
„Seit dem 1. Juli 1975 ist Bruno Mickeleit Mitglied der Ortskrankenkasse. Er hat sich an die Bundesversicherungsanstalt für Angestellte gewandt, und um Bezahlung der beruflichen Rehabilitation gebeten. Die BfA hat das am 13. Januar 76 abgelehnt, ohne daß ein Vertrauensarzt der BfA Herrn Mickeleit untersucht hat. Es war nicht herauszufinden, wo die Akte von Herrn Mickeleit bei der BfA in der Widerspruchsstelle lagert."

Zu den Antworten, die der Senator für Gesundheit der Journalistin gegeben hatte, ist anzumerken:
Der Senator für Gesundheit ist nicht Mediziner.
Woher bezog er seine Kenntnis über eine „solche Gehirntumoroperation" und darüber, ob durch Rehabilitationsbehandlungen ein Erfolg bei der Überwindung der Behinderung zu erreichen sei?
Weder der Herr Senator noch der Sachbearbeiter seiner Dienststelle hatten Bruno die Möglichkeit gegeben, persönlich (!) vorzusprechen und weitere Gutachten zur Beurteilung seiner Beschwerde vorzulegen.
Aus unseren Erfahrungen wurde — exemplarisch für viele andere Fälle — deutlich:
Der Rehabilitationseingliederungsplan für einen Behinderten wird von einem Amtsarzt aufgestellt, der die Untersuchung „unter dem Druck, daß schon der nächste vor der Tür steht", so der Herr Senator wörtlich, durchführen muß und dem die notwendigen

Fachkenntnisse fehlen, um die unterschiedlichen Behinderungen und ihre Heilungschancen richtig beurteilen zu können. Trotzdem gibt die „gesetzlich bestimmte Funktion des Amtsarztes" diesem die Macht, dem Behinderten Rehabilitationsbehandlungen zu verweigern, die die Fachärzte für Rehabilitation für notwendig halten.

19

Da durch das Schreiben der Senatorischen Dienststelle vom Februar klargeworden war,

- daß Bruno von dieser Stelle keine Hilfe erwarten konnte,
- daß der Rehabilitationseingliederungsplan für ihn „korrekt" erstellt worden war
- und daß Brunos Rehabilitation nach dieser so negativen amtsärztlichen Beurteilung gefährdet war, sah Bruno sich gezwungen, seinen Anwalt einzuschalten.

Wegen der besseren Übersicht, berichten wir jetzt gleich über den Ausgang des Verfahrens:
Als in weiteren fünf (!) Monaten der angeforderte Bescheid Brunos Anwalt immer noch nicht zugestellt worden war, richtete dieser folgendes Schreiben an den Senator für Gesundheit und Umweltschutz:

An den
Senator für Gesundheit und
Umweltschutz
- Widerspruchsstelle -
Bahnhofsplatz 29

2800 Bremen

28 Bremen, den 9. August 1976
Ov./Ha.

Betr.: Widerspruch gegen einen Versagungsbescheid des Herrn Dr. med. Sch im Hauptgesundheitsamt vom 15.7.1976 betr. Herrn Bruno Mickeleit, geb. am 28.9.1943

Sehr geehrte Damen und Herren!

Gegen den Versagungsbescheid des Herrn Dr. med. Sch vom 15.7.1976, der mit einer Rechtsmittelbelehrung nicht versehen war, erhebe ich hiermit

W i d e r s p r u c h

und beantrage, den genannten Bescheid aufzuheben und das Hauptgesundheitsamt anzuweisen, dem Antragsteller, Herrn Bruno Mickeleit, eine Kopie des von Herrn Dr. Sch erstatteten Gutachtens bzw. von dessen schriftlicher Stellungnahme und von dessen Behandlungsplan, ggf. gegen Erstattung der Fotokopierkosten, auszuhändigen.

Zu meiner Legitimation beziehe ich mich auf meine dem Hauptgesundheitsamt mit Schriftsatz vom 5. März 1976 übergebene Vollmacht.

Zur Begründung trage ich vor:

Mit Antrag vom 5. März 1976, gerichtet an das Hauptgesundheits-

- 2 -

amt, Behindertenfürsorge, hatte ich unter Vollmachtsvorlage für meinen schwerbehinderten Mandanten, Herrn Bruno Mickeleit, um eine Kopie des von Herrn Dr. Schc erstellten Gutachtens bzw. seiner schriftlichen Äußerung und des Behandlungsplanes gebeten. Das Gutachten ist, wie der Antragsteller von anderen Behörden weiß, überaus ungünstig für die einzuleitenden Rehabilitationsmaßnahmen. Es ist erforderlich, daß sich der Antragsteller gegen diese überaus nachteilige Begutachtung, die aufgrund einer Untersuchung im April 1975 vorgenommen wurde, zur Wehr setzt. Das ist aber nur möglich, wenn der Wortlaut der Begutachtung bekannt ist. Dem Antrag auf Aushändigung von Kopien hat Herr Dr. Sch in dem angefochtenen Bescheid vom 15.7.1976 ohne Begründung nicht entsprochen. Es ist aber inzwischen anerkannte Rechtsprechung, daß jeder ein Recht auf Einsichtnahme in die ihn betreffenden Personalakten hat, insbesondere wenn dort negative Äußerungen ihren Niederschlag finden. Gilt dieses schon für Personalakten, so muß es umso eher für Gutachten über den Gesundheitszustand gelten, insbesondere wenn es, wie hier, um einzuleitende Rehabilitationsmaßnahmen geht.

Ich bitte daher nochmals, den angefochtenen Bescheid aufzuheben und das Hauptgesundheitsamt antragsgemäß anzuweisen.

Hilfsweise bitte ich um Hergabe eines mit Rechtsmittelbelehrung versehenen Bescheides

Mit freundlichen Grüßen

Am 22.9.76 erhielt Bruno von seinem Anwalt folgende Nachricht: „In der Angelegenheit Dr. Sch. (Amtsarzt) übersende ich Ihnen in der Anlage den Bescheid des Senators für Gesundheit und Umweltschutz vom 17.9.76, woraus Sie ersehen werden, daß wir mit dem Widerspruch Erfolg gehabt haben. Der Bescheid des Dr. Sch. ist aufgehoben worden. Gleichzeitig ist mir sein über Sie erstatteter Bericht vom 6.5.75 in Fotokopie zugesandt worden. Diesen füge ich für Sie bei."

Freie Hansestadt Bremen

Der Senator für Gesundheit und Umweltschutz

Der Senator für Gesundheit und Umweltschutz · 2800 Bremen 1 · Bahnhofsplatz 29

Herrn

Rechtsanwalt
Marktstraße

2800 Bremen

Bremen, den 17.Sept. 1976
☎ (0421) 361- 4806

501-10-10/7 N/Lo.
Geschäftszeichen
(Bitte bei Antwort angeben)

Betr.: Herrn Bruno Mickeleit, geb.am 28.9.1943

Bezug: Ihr Widerspruchsschreiben vom 9.8.1976 gegen den Versagungsbescheid des Hauptgesundheitsamtes vom 15.7.1976

Sehr geehrter Herr

Ihrem mit dem o.g. Schreiben gegen den Bescheid des Hauptgesundheitsamtes eingelegten Widerspruch wird stattgegeben. Der genannte Bescheid wird hiermit aufgehoben.

Über die Untersuchung Ihres Mandanten im April 1975 ist ein Gutachten nicht erstellt worden. Es liegt vielmehr nur ein Schreiben des Hauptgesundheitsamtes vom 6.5.1975 an das Ortsamt Osterholz - Abt. Sozialhilfe - vor, in dem nach kurzer Einleitung eine Reihe von Eingliederungsmaßnahmen vorgeschlagen werden. Das erklärt sich daraus, daß das Ortsamt Osterholz - Abt.Sozialhilfe - das Hauptgesundheitsamt mit Schreiben vom 11.3.1975 gebeten hatte, Ihren Mandanten über weitere Eingliederungsmaßnahmen zu beraten, die nach dessen Ansicht erforderlich waren. Für das Hauptgesundheitsamt bestand daher kein Anlaß , ein umfangreiches Gutachten anzufertigen.

Die vom Hauptgesundheitsamt vorgeschlagenen Eingliederungsmaßnahmen sind Ihrem Mandanten und seiner Mutter vom Leiter der Abt. Sozialhilfe beim Ortsamt Osterholz, Herrn vorgelesen worden; sie sind Ihrem Mandanten also bekannt.

Da über die Untersuchung Ihres Mandanten weder ein Gutachten noch eine Stellungnahme vorliegt, kann Ihrem Antrag nur insoweit entsprochen werden, als dieser den vom Hauptgesundheitsamt vorgeschlagenen Behandlungsplan betrifft. Dieser ist in dem genannten Schreiben des Hauptgesundheitsamtes an das Ortsamt Osterholz -Abt. Sozialhilfe - enthalten. Eine Ablichtung dieses Schreibens füge ich bei.

Anlage

Hochachtungsvoll
Im Auftrag

Dieses ist das Schreiben von Dr. Sch., dem Amtsarzt, an das Sozialamt:

An das
Ortsamt
Abt. Sozialhilfe

6.5.75
12-5553
Dr.Sch./Eg.

Betr.: Herrn Bruno Mickeleit, geb. 28.9.43
Bezug: Ihre Anfrage v. 11.3.75
Az. 067-141-W 165 167

Inzwischen ist Herr M. erneut von mir und außerdem von der hier tätigen Fachärztin für Orthopädie Frau Dr. untersucht worden.

Folgende Eingliederungsmaßnahmen werden vorgeschlagen:
1) Weitere Überwachung und Behandlung durch einen Nervenarzt,
2) erneute Vorstellung in der Neurochirurgischen Klinik in Hamburg auf Abruf von dort aus,
3) ggf. nach fachärztlicher Verordnung gelegentliche krankengymnastische Behandlungen zur Lockerung der Muskulatur. Eine wesentliche Besserung ist darüber hinaus durch die Krankengymnastik nicht mehr zu erwarten.
4) Eine fachärztlich-orthopädische Behandlung ist z.Zt. nicht erforderlich.
5) Vielleicht sollte man eine Beschäftigung im Martinshof, ggf. in der Außenstelle Haus Buchenwinkel, anstreben.
6) Ggf. nach fachärztlicher Verordnung nochmalige stationäre Behandlung in Gailingen nach Ablauf eines halben bis ganzen Jahres.

Ebenso wie durch die krankengymnastische Behandlung kann auch durch eine Sprachheilbehandlung nur ein begrenzter therapeutischer Erfolg erreicht werden. Gelegentliche Übungsbehandlungen auf Grund nervenfachärztlicher Verordnung können vom ärztlichm Standpunkt aus vertreten werden.

Vom 16. Juni **1975** bis zum 22. September **1976** hatten mein schwerbehinderter Sohn, sein Anwalt und sein Hausarzt, der Leiter des Sozialamtes und viele andere Personen, die wir um Rat und Hilfe bitten mußten, sich mit einem großen Zeitaufwand bemüht, dem Behinderten Einsicht in den „Plan" des Amtsarztes zu verschaffen, damit er sich gegen die negative amtsärztliche Begutachtung und gegen einen daraus entstehenden Nachteil zur Wehr setzen könne.
Aus dem „Kurier", dem Bundesorgan des Bundes Deutscher Hirnbeschädigter, Mai 1976, Dr. Katharina Focke, Bundesminister für Jugend, Familie und Gesundheit, sagte:

Wir können heute mit Befriedigung feststellen, daß gerade die Rehabilitation der Behinderten zu einer zentralen gesellschaftspolitischen Aufgabe geworden ist, der sich staatliche und private Stellen in Bund, Ländern und Gemeinden mit bemerkenswertem Erfolg widmen.

Aber die Wirklichkeit sieht oft anders aus:
Nachdem die staatlichen Stellen meinen behinderten Sohn fünfzehn (!) Monate lang durch ihr undurchsichtiges Handeln verunsichert und damit in der Angst gehalten hatten, die negative Beurteilung durch den Amtsarzt, Dr. Sch., könnte ihm eine berufliche Wiedereingliederung verbauen, wurde Bruno nun in verharmlosender Weise — also nicht wahrheitsgemäß — mitgeteilt:
„Für das Hauptgesundheitsamt bestand ... kein Anlaß, ein umfangreiches Gutachten anzufertigen."
Diese amtliche Mitteilung aus dem Hause des Senators steht aber im krassen Gegensatz

- zu dem, was der Amtsarzt in seiner Stellungnahme der Senatorischen Dienststelle im Februar 1976 mitgeteilt hatte:
  „... Der unter den Möglichkeiten der fachärztlichen Beratungsstellen des Hauptgesundheitsamtes sehr sorgfältig erarbeitete Eingliederungsplan ..."

- zu dem, was der Herr Senator für Gesundheit öffentlich in der Radio-Bremen-Sendung vom 19.2.1976 gesagt hatte: „... Diese Ergebnisse der Untersuchung klaffen an der Stelle auseinander, wo jetzt der Arzt (gemeint ist der Amtsarzt) langfristig den gesamten Genesungsprozeß im Auge behalten muß ..."
- und zu der Bedeutung und Funktion, die ein solcher Eingliederungsplan des Amtsarztes in Wirklichkeit hat, nämlich:

Das Sozialamt ist gehalten, das durchzuführen, was der Amtsarzt für den Behinderten festlegt. Das Sozialamt kann die Kosten nur für solche Rehabilitationsbehandlungen übernehmen, die vom Amtsarzt vorher genehmigt worden sind!
Bruno und ich haben diese Erfahrungen und den ganzen Vorgang mit den staatlichen Stellen, um die negative amtsärztliche Begutachtung zu entkräften, hier wiedergegeben, weil wir aus vielen Gesprächen mit anderen Behinderten wissen, daß es ihnen ähnlich ergangen ist.
Anspruch und Wirklichkeit klaffen oft weit auseinander.

20

Schon im Februar 1976 hatte Brunos Frau ihrerseits eine Scheidungsklage eingereicht, ihr Anwalt argumentierte:
„Die schicksalhafte Entwicklung dieser Familie darf nicht dazu führen, daß auch unserer Mandantschaft die Lebensexistenz genommen wird ... Es hätte alles besser laufen können, wenn sich Herr M. entschlossen hätte, in G. (bei seiner Familie) wohnen zu bleiben."
Brunos Anwalt erwiderte darauf:
„Es war für meinen Mandanten ein Akt der Selbsterhaltung, daß er sich, nachdem ihn die Ärzte aufgegeben hatten, in auswärtige Behandlung begab, die schließlich auch Erfolg hatte, wenn dieser auch durch die falsche Behandlung in G. nicht so ausgefallen ist, wie man es bei einer rechtzeitigen Operation hätte erwarten können."
Bruno hatte sich in den zurückliegenden Jahren bemüht, für diesen Konflikt eine Lösung zu erreichen, ohne Erfolg.
Die Entscheidung des Professors B., daß eine Operation nicht möglich ist, hatte die Entfremdung der Eheleute programmiert.

— Im Mai 1976 wurde Brunos Ehe zu seinen Gunsten geschieden, der Weg zu einer angemessenen Unterhaltsregelung für ihn war frei. Später stimmte Bruno dem Vorschlag zu, daß Bernhards Mutter die „elterliche Gewalt" für seinen Sohn zugesprochen wurde.

Da Bruno wieder über zunehmende Kopfschmerzen am Rand der Operationsnarbe geklagt hatte, führte Herr Professor Kautzky, der Bruno 1972 operiert und 1974 schon einmal eine Narbenkorrektur vorgenommen hatte, jetzt noch einmal eine Narbenexzision[13] durch, diesmal ambulant; danach war Bruno von den Kopfschmerzen befreit. Herr Professor Kautzky riet Bruno nach diesem kleinen Eingriff, daß seine Schädeldecke nicht mehr durch eine große Operation geschlossen werden sollte, zumal er sich gut an diesen Zustand gewöhnt hatte. Weil die Kobaltbestrahlungen den Haarwuchs an großen Stellen seines Kopfes für immer zerstört hatten, ließ sich Bruno nun nach Maß eine Echthaarperücke anfertigen; und diese gab ihm mit einem Schlag das Aussehen eines „ganz normalen Menschen".

Bei der Unterhaltung, die der Neurochirurg Herr Professor Kautzky bei der letzten Konsultation mit uns geführt hatte, war Bruno einmal ins Stocken geraten und hatte eine längere Zeit nach dem passenden Wort gesucht; darauf hatte Herr Professor K. Bruno ermuntert, doch in ganz einfachen, kurzen Sätzen zu sprechen.

„Das kann ich nicht", sagte Bruno hinterher zu mir, „ich muß so sprechen, wie ich früher — vor meiner Krankheit gesprochen habe." Und er erzählte mir:

„... in der Zeit der Bestrahlung (nach der Operation, 1972.) habe ich einmal gemerkt, daß Ihr alle mich nicht verstanden habt! — — Und deswegen bin ich schleunigst zu der alten mühsamen — für mich mühsamen — Suche nach dem richtigen Ausdruck zurückgekehrt!"

„Die Fähigkeit, Dein Sprechen zu kontrollieren, die hattest Du also behalten?"

„Ja! — Und seither habe ich gar keinen Versuch mehr unternommen, schneller — und damit unverständlicher zu sprechen."

„Dieses war Dein eigener — und ein kluger Entschluß."

„Ja, sonst hättet Ihr ja nichts verstanden, weil es eine sinnlose — Aneinanderreihung von Silben gewesen wäre ..."

„Das habe ich damals gar nicht gemerkt", sagte ich zu Bruno.

„Dann hast Du es vergessen! Also — ich saß in dem Krankenfahrstuhl, — der mir durch Fürsprache zur Verfügung gestellt worden

war, — und dabei ereiferte ich mich einmal so, daß ich das Gefühl hatte, — Ihr alle versteht mich nicht mehr!"
„Die Sprachbehinderung bedeutete gleichzeitig eine große Isolation für Dich ... "
„Ja, und ich möchte sagen, daß ich immer noch isoliert bin — weil es — eine ungeheure Überwindung ist, aus — aus eigenem Antrieb zu reden ..."
„Aber wir sprechen doch jetzt miteinander ..."
„... das sind nur Antworten auf Fragen! Auf Fragen, die mir vorgelegt werden, — das hat nichts mit eigenständigem Sprechen zu tun! — Und wenn Du mir nicht geduldig zugehört hättest, hätte ich — Dir diese ‚kleine Geschichte' gar nicht erzählen können!"

„... Und ich kann wieder einigermaßen schreiben, — — aber daß ich nun flüssig schreiben kann, das darf ich nicht behaupten! — Ich muß noch alle Wörter buchstabieren — Buchstaben für Buchstaben hinschreiben ... — Und wenn ich dabei gestört werde, dann muß ich ganz von vorne anfangen, — beim Anfang des Satzes, — jedes Wort noch einmal kontrollieren."
„Ist ein Diktat schreiben leichter für Dich!"
„Ja, weil ich nur niederzuschreiben habe, — was man mir sagt! — Wohingegen ich im anderen Fall, noch die Arbeit habe, mir die passenden Wörter zu suchen. — Das dauert erheblich länger."

Der Sprachheilpädagoge, der einmal wöchentlich zu uns kam, regte an, Bruno möge sich in zunehmendem Maße wieder mit mathematischen Aufgaben beschäftigen und fragte, ob Bruno z.B. noch die „Binomischen Formeln" wüßte, dann sollte er sie zu der nächsten Sitzung aufschreiben.
Dazu sagte Bruno:
„Ich hatte die Formel noch im Kopf — und habe versucht, sie durch eine graphische Darstellung zu erläutern ..."

19.6.76

$(a+b)^2 = \; ?$

$(a+b)\cdot(a+b) = a^2 + ab + ba + b^2$

$= a^2 + ab + ab + b^2$

$= a^2 + 2ab + b^2$

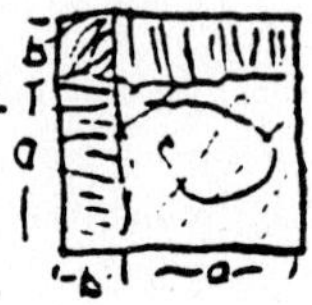

$(a-b)^2 = \; ?$

$(a-b)\cdot(a-b) = a^2 - ab - ab + b^2$

$= a^2 - 2ab + b^2$

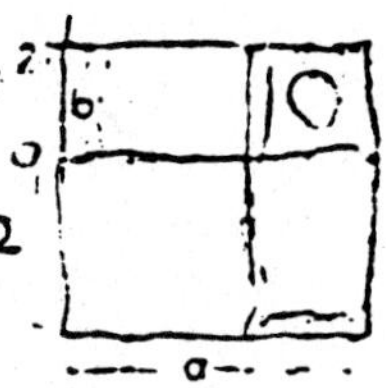

$a^2 - b^2 = \; ?$

$(a+b)\cdot(a-b) = a^2 - ab + ab - b^2$

$= a^2 - ab + ab - b^2$

$= a^2 - b^2$

1 $(2+3)^2 = (5)^2 = 25$

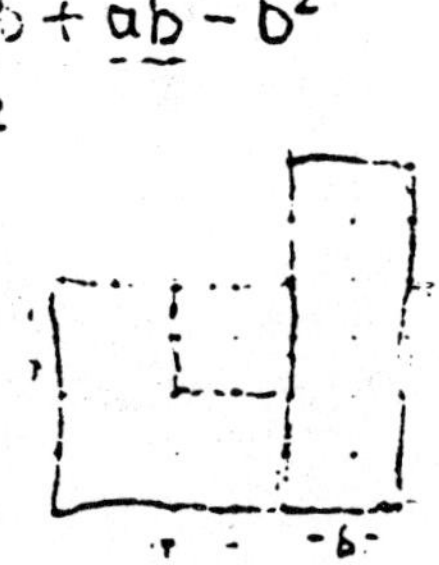

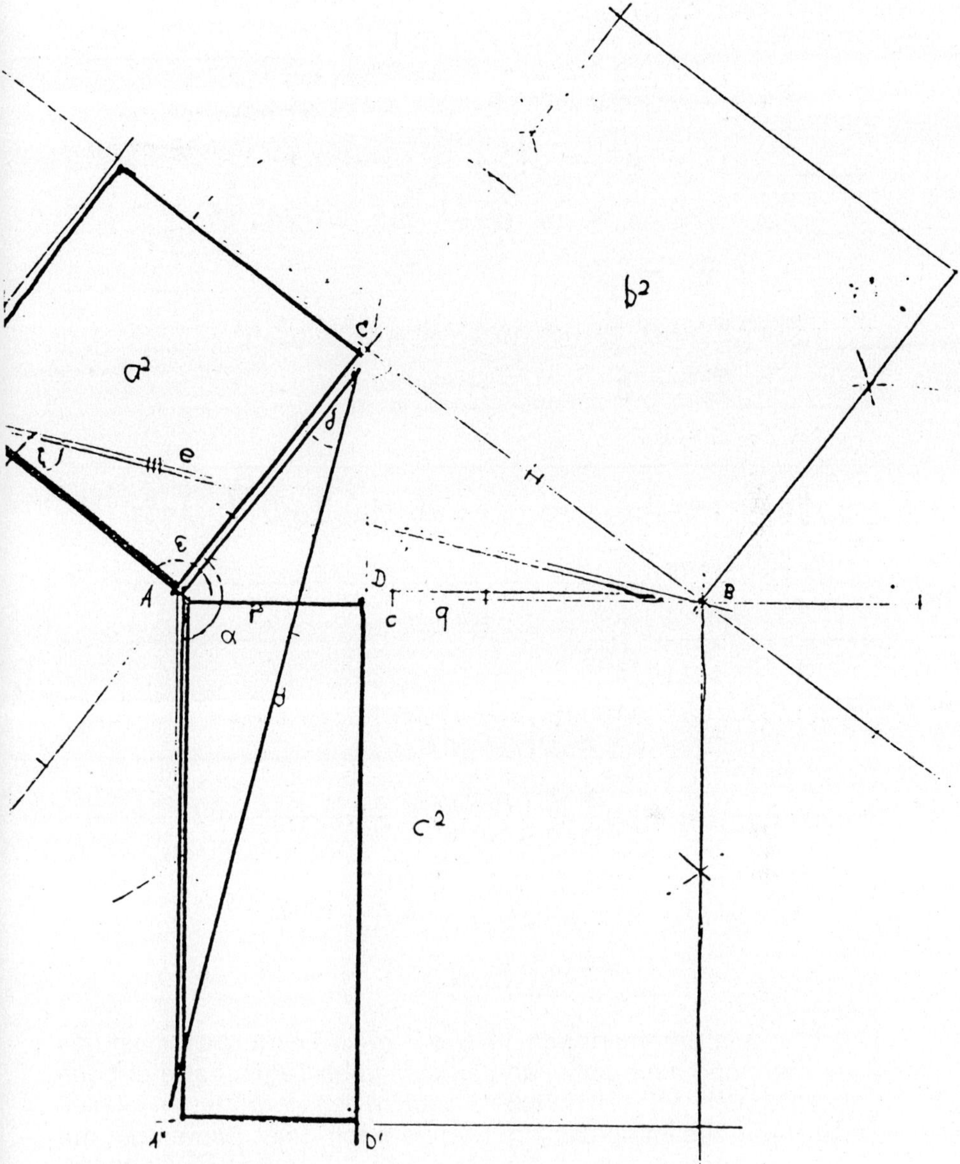

b²
a²
C'
δ
e
ε
A
D
B
c
q
p
α
d
c²
A'
D'

Erklärung: So, 11.7.76

Die 3-gestrichenen Strecken sind gleich lang:

$C - A'' = A' - B$

Der Winkel ε ist gleich dem Winkel α:

$\varepsilon = \alpha$

Der Winkel ζ ist gleich dem Winkel δ:

$\zeta = \delta$

Nun wendet man 2mal den Kathetensatz (den Euklid) an:

$a^2 = cp$ und $b^2 = cq$

Daraus folgt:

$$a^2 + b^2 = cp + cq$$
$$= c(p+q)$$
$$a^2 + b^2 = c^2,$$

der Lehrsatz des Pythagoras

Auch in den Sommerferien 1976 war mein Enkel wieder bei uns gewesen; und nach schönen gemeinsamen Tagen hatte er beim Abschied den Wunsch geäußert, auch in den Herbstferien mit seinem Vater zusammenzusein. So reiste ich Ende September mit Bernhard noch einmal an den Hochrhein, denn Bruno war am 10. August zu einer weiteren Behandlung in die Rehabilitationsklinik

aufgenommen worden. Bruno war nun in seiner Genesung schon so weit vorangekommen, daß wir an den behandlungsfreien Wochenenden zu dritt größere Ausflüge machen konnten: Wir waren am Rheinfall bei Schaffhausen, den wir von allen Seiten bewundern konnten, da Bruno gut mitmarschierte; wir machten eine Dampferfahrt über den Bodensee und schöne lange Spaziergänge durch den herbstlichen Wald.
Bruno hatte durch seine Krankheit viel verloren — um so mehr war ihm daran gelegen, daß die Bindung zwischen ihm und seinem Sohn trotz der Scheidung erhalten blieb.

21

Am 2. Dezember holte ich Bruno aus der Rehabilitationsklinik ab. Dank der intensiven Behandlungen war Bruno weiter vorangekommen, er war vertrauensvoll und selbständiger geworden. Auch Brunos Sprache war fließender: zwar sprach Bruno noch langsam, oft nach dem passenden Wort suchend, aber er konnte sich mit jedem, der ihm zuhörte, gut unterhalten.
Zu der folgenden Niederschrift, die er in der Rehabilitationsklinik angefertigt hatte, erzählte Bruno:
„Ich hatte doch mein Transistorradio mitgenommen — — und Frau ..., die Psychologin, gab mir die Aufgabe, ich sollte — einmal am Tag aufschreiben, was ich — in den Nachrichten gehört hatte."

Di. 9.11.76

Smith, Regierungschef von Rhodesien, weigert sich der schwarzen Mehrheit in seinem Land, das Selbstbestimmungsrecht ~~zu~~ einzuräumen.
Lange kann es nicht mehr dauern, bis ~~sich~~ offene Auseinandersetzungen beginnen. Von Moskau und Kuba wird versucht, diesen Zwist zu schlichten
Zwar ist irreal anzunehmen, daß eine regierungsfähige Mehrheit unter den Schwarzen ohne äusseren Druck zustande kommen würde.
Für sehr viel wahrscheinlicher halte ich einen Bürgerkrieg, weil ohne die Infrastruktur die von den Weißen errichtet wurde, das Land in Anarchie versinken würde.

Auch diesmal hatte Bruno in der Rehabilitationsklinik weiter das Schreiben geübt: Hier eine Schreibarbeit von Bruno aus jener Zeit:

Was ist der Unterschied

1] Kind – Zwerg
Das Kind wächst noch, während der Zwerg
seine entgültige Größe erreicht hat.

2] Bitten – beten
Ich bitte um eine Sache; ich bete um eine Gnade
die mir von Gott geschenkt werden kann oder nicht.

3] Borgen – schenken
Man borgt einem, was man später zurück haben will,
ein Geschenk kann man dagegen nicht zurück fordern.

4] Schweigsamkeit – Stummheit
Schweigsam ist, wer nicht viele Worte macht; stumm
dagegen ist ein Mensch der überhaupt nicht sprechen
kann.

5] Gesetz – Sitte
Wer ein Gesetz übertreten hat, ist ein Verbrecher;
wer gegen die guten Sitten verstößt muß, mit
gesellschaftlicher Achtung rechnen. Oder auch nicht

Der Chefarzt und der Sozialberater der Rehabilitationsklinik hatten mit Bruno auch über einen Versuch zur beruflichen Eingliederung gesprochen. Herr Dr. Kisch hatte eine, zunächst nur stundenweise Tätigkeit im bibliographischen Dienst bei der Universität an unserem Wohnort — Bereich Mathematik und Physik — befürwortet. Und der Sozialberater hatte einen Bericht an den Senator für Gesundheit und Umweltschutz geschickt und darum gebeten, für Bruno eine solche Arbeitserprobung zu ermöglichen.
In seinem Entlassungsbericht schrieb der Chefarzt u.a.:
„Es ist festzustellen, daß Herr M. über die für die vorgesehene Tätigkeit notwendige Fähigkeit in ausreichendem Maße verfügt. Probleme bei der Aufnahme der vorgesehenen Tätigkeit könnten sich ergeben

- durch die noch vorhandene Verlangsamung
- und durch die motorische Restaphasie und durch die Wortfindungsstörungen."

Herr Dr. Kisch schrieb weiter:
„... Inwieweit bei Herrn M. Kenntnisse aus dem Bereich Physik vorhanden sind, kann durch die verfügbaren Tests nicht abgeschätzt werden; eine Beurteilung dürfte nur durch einen Fachmann (Physiker) möglich sein.
Wir haben den Patienten in gebessertem Zustand als arbeitsunfähig für unbestimmte Zeit in hausärztliche Weiterbehandlung entlassen."

Nach Hause zurückgekehrt machte Bruno mich darauf aufmerksam, daß die ambulante Behandlung, wie er sie vor diesem Klinikaufenthalt an unserem Wohnort erhalten hatte, nicht ausreichend ist. Darum suchten wir nun nach einer Krankengymnastin, die die spezielle Ausbildung hatte, um auch Patienten mit spastischen Behinderungen mit Erfolg behandeln zu können; und nach langem Herumfragen hatten wir schließlich Frau G. gefunden.
Bruno fuhr nun zweimal in der Woche zu dieser Krankengymnastin und turnte unter ihrer fachkundigen Anleitung; dafür ließ er die Unterwassergymnastiken, für die die teuren Taxenfahrten unvermeidlich gewesen waren, wegfallen. Bruno und ich traten dem Verein für Behindertensport bei und konnten nun zweimal in der Woche in dem warmen Wasser des Hallenbades schwimmen, das in unserer Nähe lag und mit der Straßenbahn gut zu erreichen war. Daheim führte Bruno die Bewegungsübungen mit seiner rechten Hand an dem selbstgebastelten Therapiebrett weiter

durch; und einmal in der Woche kam der Sprachheilpädagoge zu einer therapeutischen Sitzung zu uns ins Haus.

Kurz vor Jahresende erhielt Bruno von dem Anwalt seiner geschiedenen Frau ein Schreiben, in dem die Unterhaltszahlung mit folgender Begründung abgelehnt wurde:
„Es muß in diesem Zusammenhang berücksichtigt werden, daß der Kläger zwar unter Wortfindungsschwierigkeiten leidet und auch der rechte Arm gelähmt ist, aber auch unter Berücksichtigung dieser Erkrankungen wäre ihm zumindest eine Teilzeitbeschäftigung zuzumuten, zumal er geistig voll einsatzfähig ist und deswegen gerade in seinem Beruf als Physiker z.B. wissenschaftliche Arbeiten verrichten kann ..."
Doch Brunos Situation war leider eine ganz andere.
(Dem Leser ist bekannt, was Bruno in seinem Bemühen um eine zügige Rehabilitation erfahren mußte.)
Darum bat Bruno seinen Anwalt, in dem Unterhaltsverfahren seine besondere Situation als Schwerhirnverletzter anzugeben und als Beweis dafür, daß er auch zu einer Teilzeitbeschäftigung noch nicht in der Lage ist, die Beurteilung und den Wiedereingliederungsplan vorzulegen, den der Amtsarzt, Dr. Sch. für ihn aufgestellt hatte, desgleichen die Ablehnung der BfA.

22

Anfang Januar 1977 erhielt Bruno ein Schreiben vom dem Sozialberater der Rehabilitationsklinik:

Ihre Zeichen | Ihre Nachricht vom | Unser Zeichen SD-Ste /Kä | 11. Januar 1977

Sehr geehrter Herr Mickeleit,

ich beziehe mich auf die mit Ihnen geführten Gespräche während des Klinikaufenthaltes bezüglich einer beruflichen Rehabilitation und muß Ihnen hierzu leider mitteilen, daß mit Schreiben vom 29.12. 1976 der Senator für Gesundheit und Umweltschutz mitgeteilt hat, daß eine Arbeitserprobung in der Universitätsbibliothek nicht realisiert werden kann. Die Universität hat sich zwar grundsätzlich bereit erklärt, Ihnen im bibliografischen Dienst der Universität einen Arbeitsversuch zu ermöglichen, jedoch ist dieses Vorhaben nur im Rahmen einer Planstelle durchführbar. Nachdem gegenwärtig eine Planstelle nicht verfügbar ist und auch die Einrichtung einer neuen Planstelle in absehbarer Zeit nicht möglich sein wird, scheiterte der Arbeitsversuch leider aus diesem Grunde.

Schon im Januar hatte Bruno bei der AOK einen Antrag auf Kostenübernahme für ein Diktiergerät gestellt:

Bruno Micheleit

28 Bremen 44

Mitgliedsnr. 28.09.43/400

den 29.1.77

Betr.: Bitte um Bewilligung eines Diktiergerätes

Da ich rechtsseitig gelähmt bin, mußte ich das Schreiben mit der linken Hand neu erlernen.

Außerdem konnte ich nach der Operation – 1972 – nichts sprechen und auch die gedachten Wörter nicht niederschreiben. Erst durch das jahrelange Üben – also Hirntraining – konnte ich diese Behinderung einigermaßen überwinden. Aber ich muß noch immer beim Schreiben buchstabieren; d.h.: die einzelnen Buchstaben laut mitsprechen

Dadurch wird mein Gedankenablauf unterbrochen. Um den Einstieg in den Gedankenablauf wieder zu finden, muß ich nach dem Aufschreiben das Geschriebene erst wieder durchlesen. Das ist eine sehr mühsame und langwierige Arbeit. Schon bei den letzten Behandlungen in Gailingen hat man mir geraten, mit einem Diktiergerät zu arbeiten, um so ein schnelleres Tempo zu erreichen.

Das Besprechen eines Diktiergerätes würde mich auch im fließenden Sprechen fördern und mir außerdem ein schnelleres Aufschreiben des Textes ermöglichen

Darum bitte ich, mir ein Diktiergerät mit Einhandbedienung zu bewilligen.

Bruno Mickeleit

Diesem Antrag hatte Bruno ein Attest von seinem Hausarzt und ein Gutachten von seinem Sprachtherapeuten beigefügt.
Im März erhielt Bruno darauf die Ablehnung der AOK:
„... teilen wir Ihnen mit, daß wir die Kosten für ein Diktiergerät nicht übernehmen können, da es sich hierbei um ein Hilfsgerät handelt, das außerhalb der gesetzlichen Krankenversicherung liegt."

Die folgenden Seiten zeigen Arbeiten von Bruno und sein Vorankommen:

Di. 15.2.77
Mi. 16.2

In der deutschen Sprache ist die Reihenfolge des Schreibens der Zahlen nicht gleich der, in der sie gesprochen werden. Man spricht die Einer vor den Zehnern, die Tausender vor den Zehntausendern usw.

Daher ist Deutsch eine sehr schwer zu lernende Sprache.

hT zT T
sechshundertvierundfünfzigtausend
H Z E
dreihunderteinundzwanzig

But in the english language the writing is not different to the speaking; e.g.:

h th t th th
sixhundredfifty-fourthousend
h T O
threehundredtwenty-one

Sa. 23.4.77

Vor mir liegt eine Freimarke zu Ehren von Carl Friedrich Gauß. Er lebte von 1777 – 1855. Die Marke erscheint aus Anlaß des 300. Jahrestages seiner Geburt. Auf der Marke ist dargestellt die nach ihm benannte "Gauß-sche Zahlenebene".

Von Gauß weiß ich eine kleine Anekdote – die spielte sich ab als Gauß noch zur Schule ging. Der Lehrer wollte einmal die Kinder aus den unteren Klassen für eine Weile beschäftigt wissen. Denn er wollte sich für eine Zeit um die oberen Klassen kümmern. Der Lehrer gab den kleineren Schülern die Aufgabe, die Zahlen von 1–100 zusammen-zu zählen. Der kleine Gauß machte nur eine Rechnung auf, von der er wußte, daß sie richtig war. Er bildete Paare, die die gleiche Summe ergaben: 1 + 100; 2 + 99; 3 + 98; usw bis 50 + 51. Diese Paare haben alle die gleiche Summe, nämlich

101. Gauß brauchte nun nur noch die
Anzahl der Paare mit 50 zu multiplizieren,
um das richtige Ergebnis zu erhalten: 5050.
Daraus sieht man, daß Gauß auch schon
in jungen Jahren ein Gespür für Zahlen
und ihre Zusammenhänge hatte. Gauß
konnte in jungen Jahren bereits ganz
einfache Methoden anwenden, um sehr
kompliziert erscheinende Rechnungen
auf einfache Art zu lösen.

Anmerkung:
Als Bruno 1984 diesen Aufsatz, den er im Jahre 1977 geschrieben hatte, durchliest, stutzt er, liest den Text noch einmal durch und merkt nun, daß er damals nicht richtig ausgedrückt hatte, was er angeben wollte. Und Bruno sagt nun, wie es richtig heißen muß: „Gauß brauchte dann nur noch die Summe eines jeden Paares = 101 mit der Anzahl der Paare = 50 zu multiplizieren, um das richtige Ergebnis zu erhalten = 5050.“

Knastunterricht · Mai 77

Die Elektronenröhre

Die Elektronenröhre dient zur Verstärkung elektrischer Schwingungen. Die Röhre ist luftleer gepumpt, damit in ihr keine Gasentladung stattfinden kann; sondern eine reine Elektronenleitung erfolgt.

Die ER besteht aus folgenden Teilen:

1. der Kathode, einem direkt geheizten Glühfaden – oder einem zur Verminderung der Elektronenaustrittsarbeit mit Bariumoxeid überzogenen Tonröhrchen (indirekt geheizte Kathode).
2. dem Gitter, das aus einer Drahtwendel besteht und in unmittelbarer Nähe der Kathode angebracht ist. Mit dem Gitter läßt sich der Elektronenfluß durch die Röhre steuern, und zwar verlustlos.

Die Vorrausetzung für die verlustlose Steuerung ist, daß das Gitter keinen Strom übernimmt, es muß ständig negativer sein als die Kathode.

3. Die Anode "zieht" wegen ihrer positiven Ladung die Elektronen an und führt sie über den Anodenwiderstand ab.

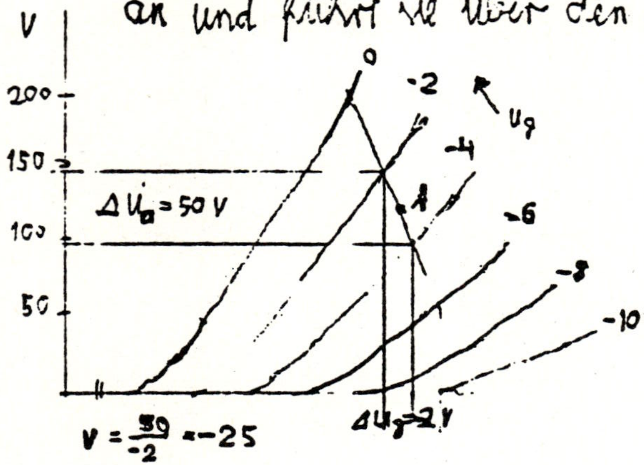

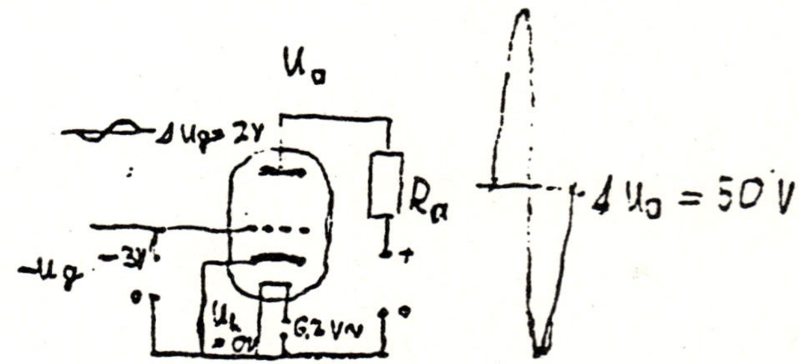

Die El. bilden eine 'Raumladungswolke' um die Kathode. Zuerst sei die Gittervorspannung so negativ, daß es nur zu einem schwachen Strom durch die Röhre kommt. Wird dann die Gittervorspannung allmählich erhöht, beginnt ein Strom durch Röhre zu fließen.

In dem gewählten Beispiel wird mit einer Gitterspannungsänderung von $\Delta U_g = 2$ V eine Anodenspannungsänderung von $\Delta U_a = 50$ V erreicht.

Dabei kommt es zu einer Phasenumkehr; geht die Gitterspannung zurück, steigt die Anodenspannung (und umgekehrt).

Definiert man nun an einem <u>kleinen</u> "Steigungsdreieck" die Größen

S (Steilheit) [A/V]; d (Durchgriff) [1] und R_i (Innenwiderstand) [V/A]

so erhält man folgende "Röhrenformel"

$$S\left[\frac{A}{V}\right] \cdot d[1] \cdot R_i\left[\frac{V}{A}\right] = -1 \qquad *$$

oder

$$S\left[\frac{mA}{V}\right] \cdot D[\%] \cdot R_i[k\Omega] = -100$$

Bei der Tetrode kommt ein zusätzliches "Schirmgitter" hinzu, das den Durchgriff verringert. Eine Pentode hat noch ein zusätzliches "Bremsgitter", das mit der Kathode verbunden sein sollte.

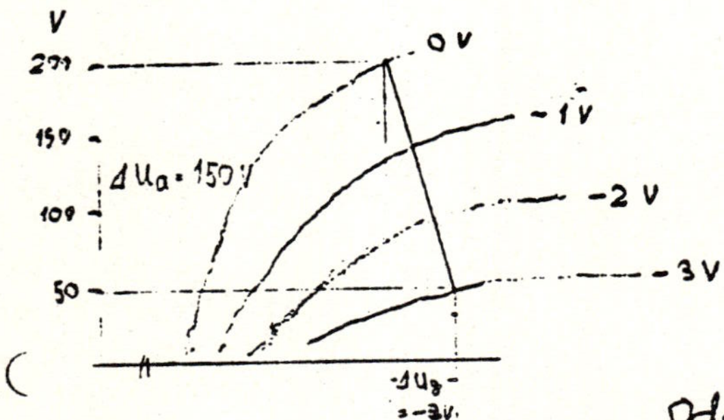

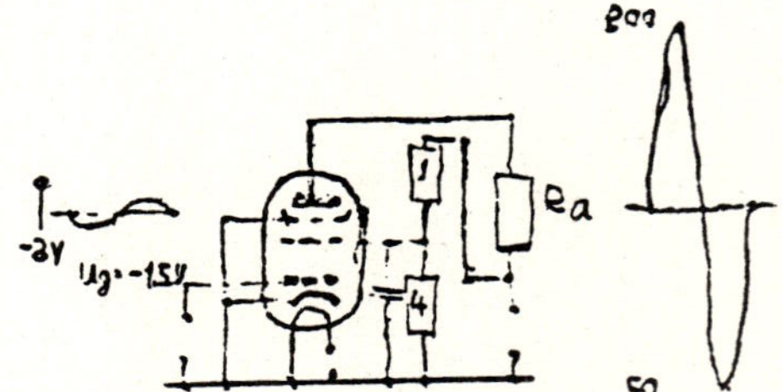

$$V = -\frac{150}{3} = -50$$

Oder, wenn man die Gleichung nach R_i auflöst:

$$R_i[k\Omega] = -\frac{1}{S[\frac{mA}{V}]\,d} = -\frac{1}{4 \cdot 10} = -2{,}5 \quad \text{(für eine Triode)}$$

bzw.

$$R_i[k\Omega] = -\frac{V}{5\,mA \cdot 0{,}004} = -\frac{10^3}{20} = -50 \quad \text{(für eine Pentode)}$$

23

Im Juli wurde durch einen besonderen Anlaß die Erinnerung an das Jahr 1972 wachgerufen; und nach fünf Jahren berichtete Bruno nun Einzelheiten aus jener Zeit:
„Dr. ... (Bruno nannte den Namen des Arztes) war praktischer Arzt und Homöopath. — Ich ging zu ihm auf Raten meiner Frau — — und fand die Praxis nach ihrer Beschreibung nicht. — Erst als ich sie noch einmal gefragt hatte, konnte ich — die Nummer — — am Theaterplatz finden! — — Heute weiß ich, daß dieses — Unvermögen — mit meiner zunehmenden Krankheit zusammenhing. — Dr. ... hatte einen Spiegel, mit dem er sehr genau meine Augen untersuchte. — Er wies darauf hin, daß die Augendiagnostik — überhaupt noch nicht von den Ärzten anerkannt wird. — — Dr. ... gab mir so verschwommene Verhaltensregeln, daß ich dachte: ‚Der spinnt!' — Ja! Er riet mir, mein Bett in Ost-West-Richtung aufzustellen! Als ob er sich davon eine Besserung versprach! — — Und weißt Du, wodurch ich das so gut behalten habe? — Durch ein Gedicht: ‚West-Östlich', von Ringelnatz? — Nein! Von Morgenstern, ja von Morgenstern! — — Und ich überlegte tatsächlich — allen Ernstes, ob ich mir die Mühe machen sollte. — Aber ich unterließ es, diesem Rat zu folgen, weil — weil ich nicht einsah, wieso ein Umstellen des Bettes eine — solche wundersame heilende Wirkung zeitigen könnte!"
Und ironisch fügte Bruno hinzu:
„Ja, — hätte ich damals den Rat des guten Dr. ... befolgt, — dann wäre ich schnell geheilt worden!"

Bruno berichtete auch von weiteren Arztbesuchen Anfang des Jahres 1972:
„Ich war auch bei einem Lungenfacharzt — und der konnte natürlich auch nichts finden. — —
Und dann war ich bei Dr. ... (Bruno nannte den Namen des Arztes), da wurde eine eingehende Blutuntersuchung durchgeführt, deren Ergebnis ich auch nicht erfuhr! — — Ich war da schon so teilnahmslos geworden, daß — es mich nicht mehr interessierte. Es war so, daß ich — infolge der Krankheit — ein Interesse dafür gar nicht mehr haben konnte!"
„Ja, und dann bin ich noch zu Dr. ... (Bruno nannte den Namen), dem Facharzt für Orthopädie gegangen, und der sagte zu mir —

nach einer röntgenologischen Untersuchung: es bestände bei mir eine ‚Luxation'[17] des rechten Hüftgelenkes. — — Und ich könnte damit ohne weiteres noch 10 Jahre oder länger herumlaufen! — Und falls es schlimmer werden würde, dann — dann wäre immer noch Zeit, mir ein neues Hüftgelenk einzusetzen!"

Bruno suchte nach einer Erklärung für diese Verhaltensweisen der Ärzte und sagte:
„... das kam daher, daß jeder Facharzt — nur das untersuchte, wofür er (!) zuständig war. — — Und ich war damals ja Privatpatient — ja, und die Ärzte verdienten nicht schlecht an mir! 60 % der Krankenkosten übernahm meine — Dienststelle — und — 50 % überwies die NOVA. — So profitierten alle von meiner Krankheit! — — Und als ich schließlich in der Universitätsklinik landete, da — da stand ganz schnell fest, was ich hatte: Gehirntumor! — Was ich aber erst viel später erfuhr — durch Herrn Professor Kautzky, der mich dann operiert hat."

Und zu seiner Entlassung aus der Universitätsklinik an seinem früheren Wohnort nach nur 10tägiger „Behandlung" sagte Bruno: „Ich erinnere mich, daß gesagt wurde: ‚Sie dürfen sich körperlich nicht anstrengen.' Das war mir schleierhaft, denn ich war ja — nach meiner Meinung — im Besitz meiner körperlichen und geistigen Kräfte; — und als man mir das sagte, nahm ich das gar nicht für voll, weil man mir dafür auch keine Begründung gab! — — Man hat mich absichtlich im unklaren gelassen. — — Ich war zu dem Zeitpunkt schon willenlos und hatte nicht mehr die Initiative, nachzuforschen, — ich konnte nur noch auf direkte Fragen antworten. Das war — wie sich später eindeutig herausstellte — auf den wachsenden Tumor zurückzuführen. — — Ich ging davon aus, daß man im Krankenhaus alles für mich getan hatte, damit ich wieder gesund werde! —
Und als man mich aus dem Krankenhaus entließ, dachte ich: ‚So schlimm war es ja doch nicht!'
Und ich versuchte, mein altes Leben weiterzuführen."

Auch in diesem Jahr war Bruno eine weitere stationäre Behandlung genehmigt worden, und Ende August brachte ich ihn in die Rehabilitationsklinik.
Im September erhielt Bruno von seinem Anwalt die Nachricht, daß er im Unterhaltsprozeß „obsiegt" hatte. Zwar hatte das Gericht die Höhe der monatlichen Unterhaltszahlung zu Gunsten

seiner geschiedenen Frau heruntergesetzt, doch Bruno gab sich mit dieser Entscheidung zufrieden; zumal seine geschiedene Frau eine Rückzahlung an das Sozialamt leisten mußte.

Anfang November holte ich Bruno aus der Rehabilitationsklinik ab, er war auch durch diese Behandlung weiter vorangekommen; aus dem Entlassungsbericht von Herrn Dr. Kisch:

„Besserung des Ganges, besonders in bezug auf die Schnelle der Beweglichkeit ... Gedankenablauf und Psychomotorik[18] war frisch ... Die Ausdrucksfähigkeit, bzw. der Sprachfluß ist besser und klarer geworden ... Das Schreiben konnte der Patient sehr gut mit der linken Hand gestalten ... Nacherzählungen, auch etwas anspruchsvollere, konnten sinngerecht und verständlich vorgenommen werden."

Di 5.9.77 (ZP)

Frei von Menschenfurcht. (Von Albert Schweitzer).

Als ich sieben oder acht Jahre alt war, hat folgendes Erlebnis
auf mich einen unauslöschlichen Eindruck gemacht. Ein
Klassenkamerad und ich hatten uns "Zwillen" gebaut.
Es war Frühling und Passionszeit. An einem Sonntag
machte er den Vorschlag: "Komm', mit zum Rehberg
Vögel schießen". Nur aus Angst, er könne mich aus-
lachen, ging ich mit. Schon von weitem hörten
wir die Vögel zwitschern und singen. Wie jagende
Indianer schlichen wir uns näher. Ich hatte Gewissens-
bisse, aber als er seinen Blick auf mich richtete,
folgte ich seinem Beispiel. In diesem Augenblick
begannen die Kirchenglocken zu läuten. Für mich
war das ein Zeichen vom Himmel, ich warf die

Schleuder fort und scheuchte die Vögel fort, damit sie wegflögen. Um den verärgerten Blick meines Genossen kümmerte ich mich nicht.

Jedes Jahr, wenn die Passionszeit wiederkommt, denke ich an jene Begebenheit, und wie die Kirchenglocken mir damals das Gebot: Du sollst nicht töten! mit ihrem Geläut unauslöschlich in mein Herz geschrieben haben. 40 m

Seit jenem Tag bin ich frei von Menschenfurcht. Ich wagte es, von diesem Tage an, nicht mehr auf die Meinung anderer zu hören.

Notwehr: Handlung, um eine unmittelbare Bedrohung von Leib oder Leben abzuwenden.

Zorn: ausswegloses Gefühl der Ohnmacht, das sich in Aggression entlädt.

Angst: hat man nur vor dem Unbekannten; denn wäre es bekannt, müßte man es Furcht nennen.

Recht ist zu kostbar, um es den Juristen allein zu überlassen.

(Aphorismus)

Vor einigen Jahren, 1974, hatte Bruno bei einem Elektrogroßhandel einen Bausatz für einen Plattenspieler gekauft, der zunächst wohlverpackt im Keller liegengeblieben war. Etwa ein Jahr später hatte Bruno ihn hervorgeholt und versucht, den Plattenspieler zusammenzubauen; aber das war ihm damals nicht gelungen.
Jetzt, im November 1977, machte Bruno sich noch einmal an diese Arbeit heran; er berichtete darüber:
„Ich hatte mir einen Bausatz bestellt — in Unkenntnis der Schwierigkeiten, die beim Zusammenbauen auftauchen könnten. — Ich konnte damals zwar noch nicht reden — und nicht schreiben — auch nichts mit der rechten Hand tun — aber ich konnte denken! Ich bestellte mir den Bausatz, — da ich — überzeugt davon war, **daß mein technisches Verständnis nicht unter der Operation gelitten hatte."**

„Ich mußte nun zusehen, daß ich die einzelnen Teile entsprechend dem Bauplan — zusammensetzen konnte. — — Und da war noch etwas Wichtiges dabei, was ich wohl bedacht hatte: — — daß ein magnetischer Tonabnehmer weit weniger Spannung hergibt als gebraucht wird! — Deshalb bestellte ich mir, in weiser Voraussicht, einen Vorverstärker, — — das ist das kleine Gerät dort neben dem Plattenspieler. — — Ich hatte ja schon einmal versucht, den Plattenspieler zusammenzubauen, und da war ich nicht zu dem gewünschten Erfolg gekommen, — — da ich die — unter dem Gummiteller gebohrte Öffnung nicht fand! Und darum scheiterte das Ganze!"
„Ich war so deprimiert, daß ich nicht mehr an den Plattenspieler herangehen mochte. — Aber dann begann ich mich zu fragen: ‚Woran mag das wohl liegen, daß ich damit nicht fertigwerde?' — Es wurmte mich, daß ich den Denkfehler nicht fand! Denn nur um einen solchen Denkfehler mußte es sich ja handeln! Aber wo saß er?"
Ich frage Bruno: „War es nicht sehr mühsam für Dich, die kleinen Teile mit nur einer Hand zusammenzusetzen?"
„... mit der einen Hand hat das nichts zu tun! Man muß bloß den richtigen Gedanken haben! Nämlich, daß man den Gummiteller hochheben konnte. Dann sah man die Arretierschraube, die man losdrehen mußte."
„Auf einmal kam mir die erlösende Idee, doch unter dem Gummiteller nachzusehen, den ich bisher noch nicht angehoben hatte. Das war mir in einer Nacht eingefallen! Da durchzuckte mich die

Erkenntnis wie ein Blitz! Und von da an vergaß ich diesen Gedanken nicht mehr. — — Und ging nach vierzehn Tagen wieder bei — und baute den Plattenspieler zusammen, — und auf Anhieb lief er!"

Bei unserer nächsten Stadtfahrt kaufte Bruno mehrere Konzertschallplatten, als Weihnachtsgeschenk für uns beide.
Mein Enkel besuchte uns in diesen Winterferien nicht, weil er einen Skikurs mitmachen wollte. So war es recht ruhig bei uns, und Bruno und ich gingen zur Christmette, bei der unser Chor sang. Daheim lauschten wir den Klängen eines Konzertes und freuten uns, daß es Bruno gelungen war, den Plattenspieler selbst (!) zusammenzubauen.
Wir hatten wieder ein schweres Jahr hinter uns gebracht — doch Bruno war wieder ein wenig vorangekommen; und es waren nun doch Entscheidungen gefallen, die — so hofften wir — uns das Leben im kommenden Jahr erleichtern würden.

24

Bruno war durch die vierte Behandlung in der Rehabilitationsklinik sicherer im Umgang mit anderen Menschen geworden. Schon vor diesem letzten Klinikaufenthalt hatte er mehrmals die Treffen der Fraternität in unserem Wohnort besucht; jetzt im Februar 1978 nahm er auch an ihrer Wochenendtagung teil.
Auch besuchten Bruno und ich nun einen Kursus der Volkshochschule, in dem Behinderte und Nichtbehinderte über ihre Erfahrungen und Probleme sprachen, die sich aus dem Miteinander ergaben.
Im März nahm Bruno aktiv an dem Behindertenschwimmfest teil, das der Verein für Behindertensport veranstaltete; anschließend verbrachten wir alle zusammen einen gemütlichen Abend, und infolge unserer langen Heimfahrt waren wir erst nach Mitternacht daheim.

Bernhard, der seinen Vater in den Weihnachtsferien nicht besucht hatte, kam nun zu den Osterferien zu uns; und Bruno schenkte ihm als „Vorausgabe zu seinem Geburtstag" ein schönes Fahrrad, über das Bernhard sich sehr freute, denn nun konnte er mit den großen Jungen in unserer Straße mithalten!

Am Ende der Ferien besuchten Bruno, mein Enkel und ich noch den Zirkus und den Rummelplatz und konnten ein herrliches Feuerwerk ganz aus der Nähe betrachten.

Nach Bernhards Abreise ging Bruno erneut an seine Arbeit: er führte die Krankengymnastiken weiter durch, und wir fuhren zweimal in der Woche zum Schwimmen. Der Sprachheilpädagoge kam einmal wöchentlich zu Bruno, der durch ständiges Üben weiter vorankam: er schrieb Briefe und Nacherzählungen, er las mir interessante Artikel aus der Tageszeitung oder aus seinen Fachzeitschriften vor, und wir nahmen uns die Zeit, Gespräche miteinander zu führen, von denen wir einige auf Tonband aufnahmen, z.B. dieses:

„Meine Gedanken arbeiten so schnell, daß ich bei normalem (!) Sprechtempo kaum nachkommen würde, alle meine Gedanken der Reihe nach auszusprechen! — — Nun kommt aber noch — ein ganz erhebliches Handikap dazu: ich muß nach den einzelnen Wörtern **suchen,** obwohl ich sie schon **vorgedacht** habe! — Obwohl sie mir als Gedanken klar sind. — — Und wenn Du in letzter Zeit bemerkt zu haben glaubst, — daß meine Sprache undeutlich wird, so ist das nur darauf zurückzuführen, daß — die Diskrepanz — zwischen dem schnellen Ablauf meiner Gedanken — und dem mühsamen Umsetzen in gesprochene Worte noch zu groß ist! — Sie zwingt mich zu einer unfreiwilligen Beschränkung. Je mehr ich mich auf das deutliche Sprechen konzentrieren muß, desto eher vergesse ich die Einzelheiten. — Es ist ja auch nicht möglich, mitzustenographieren, was ich **denke!** Da mein Gehirn viel zu schnell arbeitet — und ich die einmal ausgesprochenen Sätze nur schwer wiederholen kann, sie sind dann weg."
Ich machte eine ironische Bemerkung: „Man müßte eine Maschine erfinden, die die **Gedanken aufschreiben** kann."
Und Bruno erzählte lebhaft:

„Ja — ‚Verkaufen Sie Ihre Erinnerung' — das ist der Titel eines Romans, der in ferner Zukunft spielt. — In diesem Roman war es möglich, seine Gedanken bei einer — ‚Gedankenbank' zu hinterlegen, man war dann von ihnen befreit! — Die ‚Bank' hatte dann nach einigen vergeblichen Versuchen, diese Gedanken zu sichten — und geordnet aufzuzeichnen, — aufgegeben, — — sie hatte erkannt, daß die Gedanken viel zu schnell aufeinanderfolgten — und so wüst, daß das, was gedacht worden war, — — in einem unentwirrbaren Knäuel steckte, — ohne Anfang und Ende, — so daß man es gar nicht verwenden konnte!"

Ein anderes Mal sprach ich Bruno gegenüber aus, was mir immer wieder auffiel:
„Wenn wir uns ganz in Ruhe unterhalten können, sprichst Du so fließend, daß von einer Sprachbehinderung kaum etwas zu merken ist."
„Von Kleist hat darüber geschrieben!" Bruno fiel plötzlich etwas dazu ein, und er fragte: „Kannst Du mir sagen, wo meine Arbeiten aus der Schulzeit sind?"
Wir brauchten nicht lange zu suchen, da hatte Bruno die Mappe mit seinen Klassenaufsätzen und anderen Arbeiten gefunden, darunter war dann auch das Gesuchte:
„Über die allmähliche Verfertigung der Gedanken beim Reden", von Heinrich von Kleist.
Und Bruno las mir die folgende Stelle daraus vor:
„Es liegt ein besonderer Quell der Begeisterung für denjenigen, der spricht, in einem menschlichen Antlitz, das ihm gegenübersteht; und ein Blick, der uns einen halbausgedrückten Gedanken schon als begriffen ankündigt, schenkt uns oft den Ausdruck für die ganze andere Hälfte desselben."
Und zu seiner Situation erklärte Bruno:
„Darum fällt mir das Sprechen immer dann so schwer, wenn ich merke, daß mir — ein Mensch nicht zuhören kann — oder nicht zuhören will! — Wenn ich merke, daß der andere mit seinen Gedanken ganz woanders ist!"

Mitte April fuhren Bruno und ich in seinen ehemaligen Wohnort, weil Bruno dort etwas erledigen mußte. Wir besuchten auch Bernhard und seine Mutter, die im Sommer nach Süddeutschland umziehen wollten. So besprachen wir gleich, daß Bernhard die ganzen Sommerferien bei seinem Vater verleben sollte. Beide freuten sich auf diese Zeit und begannen sofort, Pläne zu machen: Das Zelt, daß Bruno vor vielen Jahren bei seinen großen Radfahrten durch Deutschland und Dänemark benutzt hatte, wollten sie in unserem Garten aufbauen, und Bernhard verkündete eifrig:
„Dann will ich auch nachts draußen im Zelt schlafen!"
Bernhard wollte mit uns an die Nordsee fahren und vieles andere mehr.
Nach so vielen schweren Jahren, in denen jeder von uns mit den

größten Belastungen hatte fertigwerden müssen, saßen wir nun noch einmal in der Wohnung zusammen, die Bruno vor vielen Jahren voller Hoffnung für seine Familie eingerichtet hatte.
Es war anders gekommen, als gedacht.
Aber in unserem freundlichen Gespräch zeigte sich nun, daß jeder seinen Weg ohne Groll und ohne Bitterkeit gehen konnte.
Der Professor der Neurochirurgie, Herr Prof. Kautzky hatte 1972 die schwere Verantwortung auf sich genommen und die Operation durchgeführt — wie sich gezeigt hatte: mit einem großen Erfolg.
Unser Hausarzt, der Chefarzt der Rehabilitationsklinik, Herr Dr. Kisch, und viele Therapeuten, auch der Leiter des Sozialamtes hatten sich für Bruno eingesetzt: ihnen allen war es zu verdanken, daß Bruno durch sein andauerndes Bemühen seine schweren Behinderungen so weit überwinden konnte.
Aber, eine Wiedereingliederung in seinen Beruf, ein Leben mit Freunden, vielleicht mit einem Partner, das alles war noch ungewiß und blieb vorerst nur Hoffnung.

Vom 12. bis 21. Mai nahmen Bruno und ich an einer Internationalen Sonnenberg-Tagung im Harz teil, das Rahmenthema hieß: „Die Eltern Behinderter als Co-Therapeuten im Rehabilitationsprozeß".
Zu dieser Tagung waren ungefähr 25 Eltern mit ihren behinderten Kindern gekommen, dazu etwa 15 andere Teilnehmer: Psychologen, Sozial- und Heilpädagogen, Erzieher und Sozialarbeiter.
Bruno hatte aus dem Arbeitsplan für diese Tagung entnommen, daß bei der Eröffnungsveranstaltung jeder Teilnehmer die Gelegenheit erhält, sich — bzw. sich und sein behindertes Kind vorzustellen. Und da Bruno wußte, daß er in einem größeren Kreis von Personen nicht frei sprechen kann, schrieb er einen Text auf: er berichtete darin sehr kurz und sachlich über seine Behinderungen, die er nun schon zum Teil überwunden hatte. Diese „Vorstellung" las er dann bei dem Tagungsbeginn vom Blatt ab, sie schloß mit den Worten: „Ich kann mich heute schon mit jedem von Ihnen unterhalten; aber bitte, lassen Sie mich ruhig nach Worten suchen und unterbrechen Sie mich nicht. Bitte unterdrücken Sie Ihr Bedürfnis, mir helfen zu wollen."
Weil Bruno immer wieder die Erfahrung gemacht hatte, daß ein fremder Gesprächspartner meint, ihm beim Suchen nach dem passenden Wort helfen zu müssen — ihn aber gerade dadurch ir-

ritiert und am Weitersprechen hindert, war Bruno dieser Hinweis sehr wichtig; und es zeigte sich im Verlauf der Tagung, wie hilfreich er für Bruno aber auch für die anderen Tagungsteilnehmer war, die sich nach dieser Information gut mit Bruno unterhalten konnten.
Es war für Bruno das erste Mal nach seiner Operation, daß er sich in eine Gesellschaft mit so vielen fremden Personen begab. Um ihm völlige Selbständigkeit zu lassen, aber auch um selbst ein wenig von meinen täglichen Pflichten auszuspannen, bewohnte jeder von uns ein Einzelzimmer; und wir hatten vereinbart, daß Bruno zu den Gesprächen immer in eine andere Gruppe ging als ich.
Bruno war bei dieser Tagung der einzige erwachsene Behinderte, die anderen Behinderten waren Kinder unter 16 Jahren und wurden während der Vorträge und Diskussionen von einer Gruppe holländischer Studenten betreut. Bruno konnte also als Selbstbetroffener aus seiner Erfahrung heraus einiges zu den Diskussionen beitragen. Auch bekam Bruno bald guten Kontakt zu den anderen Tagungsteilnehmern; und er beteiligte sich an ihren Gesprächen und den fröhlichen Runden, die oft bis spät in die Nacht hineinreichten.

Vom 19.9.—12.12. 1978 war Bruno dann erneut in der Rehabilitationsklinik und konnte durch die intensiven Behandlungen, die der Chefarzt Herr Dr. Kisch verordnet hatte, weiter vorankommen: „Besonderen Wert legten wir auf ergotherapeutische Maßnahmen zur Erlangung einer rechtsseitigen Handgeschicklichkeit ... Der Patient hat eine Lockerung der Finger und Hand gegen Behandlungsende bemerkt ... Die sprachlichen Leistungen waren weiterhin gebessert. Der Patient las in einer anspruchsvollen Geschichte von Böll eine Rolle und spielte sie auch. Er las normal schnell und mit guter Betonung ... er wagte, sich auch häufiger an Diskussionen zu beteiligen ... Es scheint jetzt für Herrn M. besonders wichtig, seine noch vorhandenen Sprachhemmungen zu überwinden und weiterhin im Rahmen der Übungstherapie sein Sprechtempo zu verbessern ... Zur realistischen Einschätzung seiner Grenzen und seiner Fähigkeiten, sowie seiner allgemeinen Belastbarkeit möchte der Patient an der Unversität 1—2 Semester Vorlesungen belegen.''

25

Im Januar 1979 wurde Bruno auf seinem Heimweg vom Schwimmbad von einem plötzlich auftretenden Glatteis überrascht; er fiel so unglücklich hin, daß er eine kleine Platzwunde am Kopf bekam und er sich den rechten Fuß verstaucht hatte. Unser Hausarzt verordnete eine Woche Bettruhe, die Bruno gut bekam, so daß er danach seine Behandlungen und die gewohnten Arbeiten wieder aufnehmen konnte. Doch auffallend war, daß Bruno nach diesem Sturz das Sprechen wieder sehr viel schwerer fiel. Darum hatten wir, noch während Bruno im Bett lag, erneut und intensiv mit Sprachübungen begonnen. Wir wußten es ja beide: nur durch geduldiges und ständiges Üben würde Bruno den vorherigen Stand wieder erreichen können. Das war dann auch der Fall; und in unserem Haus, wo Bruno sich in Ruhe mit mir unterhalten konnte, sprach er wieder recht gut.

Anders war es im Kreis der Volkshochschule. Wenn Bruno sich dort an der Diskussion beteiligen wollte und einmal mutig zum Sprechen ansetzte, geschah es leider oft, daß andere Behinderte, denen die Sprache uneingeschränkt zur Verfügung stand, nicht abwarteten, bis Bruno seinen Gedanken ausgesprochen hatte; sie unterbrachen Bruno und hinderten ihn damit am Weitersprechen, so daß Bruno dann wieder schweigend dabeisitzen mußte. Wir geben ein Gespräch wieder (auf Tonband aufgenommen), das Bruno und ich damals über diese Schwierigkeiten führten. Auf meine Frage: „Wie beurteilst Du Dein Sprechen jetzt?" antwortete Bruno:
„Ich will mal sagen, wie das ist — in letzter Zeit schlechter geworden, da ich mich nicht mehr so spontan an den Gesprächen beteilige. — — Da ist mein ‚Rang in der Hackordnung' — gebrauchen wir einmal dieses Wort aus dem Hühnervolk — wohl ganz entscheidend zurückgegangen. — — Und Ähnliches sehe ich auch in der Gruppe der Volkshochschule, wenn auch nicht so stark. — — Z.B.: Du kennst doch Frau ... Du weißt ja, daß sie immer vorneweg ist mit ihrer ‚Berliner Schnauze'. — — Da hat sie doch neulich einmal — nach dem Essen, — als ich schon ziemlich erschöpft war, gewagt, mich abzukanzeln, — indem sie zu mir sagte: ‚Du sprichst aber auch wieder schlecht!' — Und als ich darauf antworten wollte, daß ich immer dann schlecht sprechen kann,

wenn man mich nicht ausreden läßt, — da unterbrach sie mich schon wieder! Und ließ mich nicht zu Wort kommen! — So blieb mir nichts anderes übrig, als meine ‚Klappe zu halten', um mich nicht mir ihr in eine Diskussion einzulassen, die ohnehin nichts gebracht hätte, weil ich ja nicht so schnell die Worte hätte finden können, — — wie sie ihre Argumente vorbrachte! — — **Also ein höchst ungleicher Kampf zwischen zwei Behinderten! — — Und ohne Chance für mich!"**

Nach einer Weile sagte Bruno:
„Da erinnere ich mich an den Pastor, der Dich auch nicht zu Wort kommen lassen wollte, — — und Du hast Dir durch Schreien Gehör verschafft. — Das kann ich eben nicht!"
„Also zwingt man Dich zur Resignation?"
„Ja! Aber wie oft kann man so frustriert werden, ohne einen dauernden Schaden zu nehmen?"
Nach einer kleinen Pause fuhr Bruno fort:

„Das ist eine Erfahrung, die ich gemacht habe: — — **Man läßt mich, wenn ich reden will, nicht zu Wort kommen,** weil man meint, daß ich zum Gespräch überhaupt nichts zu sagen habe. — — Aber in Sonnenberg, da war das anders!" (Bruno meint die Internationale Sonnenberg-Tagung im Mai 1978).
„Da war ich erstens in einer Sonderstellung, und zweitens hörten mir alle gerne zu, um noch etwas zu lernen! — — Da las ich vor, was mir widerfahren war — und was ich zum besseren Verständnis meiner Situation sagen wollte!"
Ich fragte Bruno: „Konntest Du in den kleinen Diskussionsgruppen mitreden?"
„Ja! — Ja, ich war sogar von der Gruppe ausgewählt worden, das Ergebnis unseres Gesprächs im Plenum vorzutragen!"
„Und Du hast diese Zusammenfassung damals gut vorgelesen. Wer hatte das angeregt?"
„Die — die Psychologin, die mit den Müttern und den behinderten Kindern zu der Tagung gekommen war."
„Was meinst Du", fragte ich, „hatte die Psychologin das ganz zufällig getan?"
„Nein! Den Zufall möchte ich ausschließen — und eher die Absicht dahinter sehen, — — ich erkannte die Absicht nicht sofort! — — **daß es eine gute Wirkung auf mich haben würde, selbst etwas vortragen zu können, vortragen zu dürfen!"**

Als wir diesen Bericht zusammensetzten, fragte ich Bruno, ob wir an Hand solcher Beispiele die besonderen Schwierigkeiten eines Aphasikers aufzeigen sollten.
„Ja, das ist doch klar. Erst einmal die positive Seite und die Gelegenheit, in der man mir zuhörte! — — Und dann die Gelegenheit, in der man mir nicht zuhören wollte! — Oder meine Lage falsch eingeschätzt hatte!"
Darum wollen wir von unserem zweiten Besuch einer „Sonnenberg-Tagung" im März 1979 berichten; sie stand unter dem Thema:
„Die soziale Rehabilitation Behinderter als interdisziplinäre Aufgabe".
Unter den etwa sechzig Teilnehmern aus Italien und der Bundesrepublik waren nur drei Behinderte: eine Dame im Rollstuhl, eine gehbehinderte Studentin und Bruno, dessen Behinderung wohl kaum gesehen oder falsch eingeschätzt wurde, da eine „Vorstellung: wer ist wer?" leider nicht stattgefunden hatte.
Unter anderem stand auf dem Arbeitsplan eine Diskussion über die Frage:

„Lassen sich aus Biographien erfolgreich integrierter Behinderter Kriterien für adäquate Sozialisationsbedingungen gewinnen?"
Es wurden dazu einige Bücher ausgelegt: Biographien von Behinderten — oder solche, die über Behinderte geschrieben worden waren, und einige Teilnehmer sollten darüber kurz berichten.
Da Bruno ein paar Sätze über seine Behinderung und die Rehabilitation aufgeschrieben hatte, diese „Vorstellung" jedoch nicht hatte vornehmen können, wollte er seinen kurzen Text zu den Biographien in die Diskussion mit einbringen. Bruno und ich gingen also zu Frau ..., Dozentin an der Pädagogischen Hochschule in ..., die die Diskussion leitete, und Bruno trug seinen Wunsch vor, worauf Frau ... sehr bestimmt sagte:
„Ach nein, das lieber nicht!"
— Doch als sich später in der Diskussion eine günstige Gelegenheit bot, wandte ich mich direkt an die Tagungsteilnehmer und fragte sie:
„Mein Sohn möchte kurz über seine Sprachbehinderung und die Rehabilitation berichten. Wollen Sie ihm drei, vier Minuten zuhören?"
Die Tagungsteilnehmer stimmten zu; Bruno las nun doch seinen Text vor und erhielt Beifall. Erst jetzt war er, der Sprachbehinder-

te, in den Kreis der anderen Tagungsteilnehmer aufgenommen, **erst nach dieser „Vorstellung" unterhielten sich einige von ihnen mit Bruno:** ihr Interesse war geweckt, nun wollten sie Näheres erfahren.
Das wiederum ermutigte Bruno, nun auch von sich aus andere anzusprechen und sich mit ihnen zu unterhalten.
Später, daheim, sagte Bruno zu dieser Erfahrung:
„Die Dozentin — hatte wohl die Befürchtung, daß ich dabei — — bei dem Vortragen meiner Sache emotionell werden würde — und statt dessen wollte ich doch nur ganz sachlich — von meiner Behinderung und von der Rehabilitation berichten."
Im Wiedergeben seiner Gedanken fuhr Bruno dann fort:
„Sie wollte mich nicht zu Wort kommen lassen, — — aus einem Gefühl heraus, das ich nur als — voreingenommen bezeichnen kann!"
„Was empfandest Du, als Dir diese Abfuhr erteilt wurde?"
„Ja, ich war wieder einmal ausgestoßen worden! —
Und das ist mir schon so häufig in den letzten Jahren passiert, daß ich es wohl registriere — aber mich dagegen nicht mehr zur Wehr setze."
„Und wenn Du doch den Versuch machen würdest, zu widersprechen?"
„Nein! Das gelingt mir nicht! Das kann ich nur schriftlich machen, — — wenn ich in Ruhe nachdenken kann und meine Gedanken formulieren kann — und aufschreiben kann!"
Und zu seiner Situation als Aphasiker unter den anderen in den Behindertengruppen sagte Bruno noch dieses:
„Ich müßte noch einmal ganz von vorne anfangen — — und mir einen anderen Kreis suchen, — — denn das habe ich zusätzlich festgestellt, daß man es schwerer hat, — ein einmal verfestigtes Vorurteil abzubauen, — — als wenn man gleich von Anfang an — — sich seinen Platz — ‚in der Hierarchie' — sichert, indem man — hart auftritt!"
Daß Bruno seine Lage realistisch einschätzt, zeigen auch diese Worte:
„Allein um auf dem erreichten Stand zu bleiben — bedarf es ständiger Übungen — ständiger Arbeit. — Das ist mir schon seit langem klar. — Und wenn ich darüber nicht gesprochen habe, dann war es für mich selbstverständlich."
Aber dort, wo Bruno still für sich arbeiten konnte, war es leichter für ihn:

Bruno hatte sich meine alte Schreibmaschine vorgenommen und sie sorgfältig, ja fachmännisch gereinigt und sogar die verschmierten Typen rnit einem Spezialgummi gesäubert.
Vor Monaten hatte Bruno in der Rehabilitationsklinik eine Anleitung für das Maschinenschreiben mit nur einer — der linken — Hand gesehen. Nachdem Bruno sich einige Tage lang zu erinnern versuchte, wie die Anleitung ausgesehen hatte, gelang es ihm, das Schema aus dem Gedächtnis aufzuzeichnen. Danach machte Bruno durch unterschiedliche Farben auf den Tasten der Schreibmaschine deutlich, welcher Finger seiner linken Hand welchen Buchstaben anschlagen soll. Dann begann Bruno das Schreiben auf der Maschine zu erlernen; und siehe, es ging erstaunlich gut. Und als Bruno diesen Erfolg seinem Sprachtherapeuten vorführte, sagte dieser spontan:
„Nun müssen Sie noch sehen, daß Sie auch die rechte (!) Hand zum Schreiben dazunehmen!"
So begann Bruno „herumzuwerkeln" — und bald hatte er den Umschalthebel für die Großbuchstaben so verbreitert, daß er — tatsächlich! — diesen Hebel mit der groben Bewegung seiner rechten Hand bedienen konnte.
Eine Erzählung, die er vor einiger Zeit linkshändig aufgeschrieben hatte, tippte Bruno nun mit der Schreibmaschine ab:

B I T S I N B L A S E N

Schon während ich meine Diplomarbeit anfertigte, konnte ich einen Vortrag über magnetische Blasenspeicher im III.Physikalischen Institut halten.

Jetzt endlich sind die Blasenspeicher nach acht(!) Jahren im Handel; damals waren sie nur ein Forschungsergebnis, von dem man nicht wußte,wie die "magnetic bubbles" dereinst verwendet werden könnten.

Die herkömmlichen Magnetplattenspeicher erforderten sehr viel Handarbeit; man mußte sie vor Staub schützen und sie warten. Außerdem mußte man die Tonköpfe nach einer bestimmten Zeit auf ihren Abschliff kontrollieren, und,falls erforderlich, auswechseln. Es war fast so, wie zu Zeiten der Röhren-Computer, als man für eine Stunde Rechenzeit auch eine Stunde Wartungszeit veranschagen mußte.

Das große Handikap ist,daß die Blasenspeicher langsamer sind, als der eigentliche Rechner; aber es gibt einen Trick, man wartet einfach,bis sich genügend Daten angesammelt haben und überträgt diese dann paralell, wodurch man eine höhere - scheinbare - Rechnergeschwindigkeit erreicht.

In den kommenden Wochen fielen die Sprachheilbehandlungen für Bruno oft aus, und später mußte der Therapeut sie wegen Erkrankung in seiner Familie ganz einstellen. Es wurde deutlich, daß dieser Ausfall der Behandlungen für Bruno nachteilig war. Auch fehlte Bruno der Umgang mit anderen — jungen! — Menschen, er hatte ja als Gesprächspartner immer nur mich. Bruno unternahm machen Versuch, aus dieser Isolation herauszukommen, vergebens: die Erfahrung zeigte, daß in unserem hektischen Leben jeder vollauf mit sich und seinem beruflichen Vorankommen zu tun hat, schon durch die eigene Familie und deren Probleme voll ausgelastet ist. Auch bei gutem Vorsatz — es hat keiner mehr Zeit für den anderen.
Auch Brunos Versuch, in einem anderen Kirchenchor mitzusingen — der Chor, dem wir einmal angehört hatten, war leider aufgelöst worden — scheiterte.
Unser Hausarzt hatte Bruno wieder eine Behandlung in der Neurologischen Rehabilitationsklinik verordnet, doch die AOK lehnte die Kostenübernahme mit der Begründung ab: „Eine Rehabilitationsbehandlung kann nur alle zwei Jahre gewährt werden."

Dieser Leerlauf bedrückte Bruno und mich sehr; wir sannen auf Abhilfe und fanden einen Weg, wie Bruno dennoch vorankommen könnte: Wir fuhren im Juli nach Eldingen, wo Bruno auf eigene Kosten in der „Schule Schlaffhorst-Andersen für Atmung und Stimme" an einem Ferienlehrgang teilnahm. Schon im Frühjahr 1974, als Bruno noch gar keine Rehabilitationsbehandlungen erhalten hatte, als wir überhaupt noch nicht wußten, an wen wir uns wenden sollten, war ich mit Bruno zusammen in Eldingen gewesen. Und danach hatte Bruno an unserem Wohnort diese Sprachheilbehandlung eine Zeitlang bekommen. Jetzt, im Sommer 1979, brauchte Bruno für seine Anreise noch meine Begleitung, weil er wegen seiner Behinderung die Bahnfahrt nicht allein machen konnte. Aber Bruno war nun schon so weit, daß er im Schloß Eldingen gut ohne mich zurechtkam, andere Teilnehmer waren ihm behilflich. Ermutigt kam Bruno aus Eldingen zurück, Bernhard kam zu den Ferien zu uns, und zu dritt verlebten wir eine schöne Sommerzeit.

Ende September wurde Bruno 36 Jahre alt, und die Operation lag nun schon sieben Jahre zurück. Es war ein sehr mühsamer Neubeginn gewesen, aber wir hatten alle Sorgen gemeinsam durchgestanden. Und in den letzten Monaten hatten wir diesen Bericht zusammengestellt. Da Bruno als Aphasiker Jahre hindurch gar nicht in der Lage gewesen war, anderen seine Situation zu erklären, sie aufzuschreiben, habe ich über die Zeit vor und nach Brunos Operation berichtet. Später haben Bruno und ich gemeinsam die Ereignisse aufgeschrieben und dabei oft auf einige der Tonbänder zurückgegriffen, die Brunos Ansichten und Aussagen im Wortlaut festhalten.
Dieser Bericht gab uns einen Überblick darüber, was Bruno erreicht hatte. Und schon damals meinten wir, daß diese Erfahrungen auch für andere Aphasiker und für die Fachkräfte, die für eine Rehabilitation der Aphasiker zuständig sind, von Nutzen sein können.

26

In diesem Herbst 1979 wagte Bruno nach sieben Jahren Arbeitsunfähigkeit den Einstieg zurück ins Berufsleben:
Bei seiner letzten Behandlung in der Neurologischen Rehabilitationsklinik hatte Bruno von der Psychologin die Adresse ihrer Kollegin erhalten, die bei der Psychologischen Studentenberatung in unserem Wohnort arbeitet. Bruno suchte die Psychologin auf und wurde von ihr zu einer zweiten Aussprache bestellt, bei der auch ein Professor der Universität zugegen war. Nach diesem Gespräch war Bruno ganz zuversichtlich, und Anfang Oktober wurde er aufgefordert, sich im Antennenlabor der Universität einzufinden.

Inzwischen war Bruno beim Arbeitsamt gewesen, und ein Sachbearbeiter hatte alles für eine Arbeitserprobung in der Universität geregelt, auch diese wichtige Frage:
„Wie erreicht Bruno seinen Arbeitsplatz?"
Wir wohnten damals noch am Stadtrand; um die Universität zu erreichen, brauchte man mit den öffentlichen Verkehrsmitteln eine

Zeit von 1 3/4 Stunden. Außerdem hätte Bruno für diese Fahrten eine Begleitperson gebraucht, die schwere Hirnverletzung und die Behinderung durch die rechtsseitige Lähmung und durch die Aphasie machen dies erforderlich. Nach einer amtsärztlichen Untersuchung wurden die Transportkosten für Bruno zum Arbeitsplatz wegen „der Schwere der Behinderungen" vom Arbeitsamt übernommen.

Zuerst arbeitete Bruno halbtags im Antennenlabor der Universität.
Bruno erzählte dazu:
„Dort wird an einer Versuchsreihe — — Dezimeterempfänger und -sender gearbeitet. Das ist ein neues Gebiet, — und dafür müssen erst einmal Grundlagen geschaffen werden. Da kann man nicht mit normalen Sendern arbeiten. Da muß man in die Hohlleitertechnik einsteigen. — Das kannst Du Dir so vorstellen: — Mit abnehmender Wellenlänge werden die Wellen ‚flüchtiger'. — — Da braucht man etwas, um sie — zusammenzuhalten. Und dafür eignet sich — — der ‚Topfkreis', — ein allseitig geschlossener Kasten, oder — wie schon der Name sagt ein Topf."
Über seine Aufgabe am Arbeitsplatz berichtete Bruno wenig, er wußte nicht, wie es mit ihm weitergehen sollte, und einmal sprach Bruno seine Sorgen aus:
„... wenn ich sehe, wie sich die beiden anderen mit ihrer Arbeit abmühen, weiß ich, daß ich — — vor einem Jahr — — gar nicht zu einem Ergebnis kommen werde. Und das ist einfach zu lange, denn ich will ja auch im Sprechen vorankommen! — —
Ich komme mir da manchmal ziemlich — — dumm vor. Die anderen unterhalten sich — und wenn ich mal was sagen will, muß ich immer eine Gesprächspause (!) abwarten. — Und dann verhaspele ich mich, — — weil — weil ich die anderen schnell sprechen höre, bilde ich mir ein, ich muß deren Sprechtempo auch erreichen — — und das geht dann nicht! Und schon gar nicht nach einer solchen Anspannung: ‚Wann machen sie endlich eine Pause, in die ich hineinsprechen kann?' —
In einer entspannten Atmosphäre würde ich es schaffen, zu sprechen, — — weil ich aber unter Zeitdruck gerate, kann ich es nicht! Und da habe ich mir überlegt, wenn ich da doch nach ‚Heidelberg' ginge, mit der festen Absicht, mich nicht umschulen zu lassen, — sondern **neu schulen** zu lassen? — Ich verstehe darunter, daß ich dort mit Fachkräften sprechen kann, die meinen Pro-

blemen gegenüber aufgeschlossen sind, die mich fördern! — —
Denn so merke ich, daß mir etwas fehlt —
ich vermisse so etwas wie — Führung!"

Im Februar 1980 fand in der Universität ein Gespräch über Brunos eventuelle Einstellung statt. Als Aphasiker war es Bruno schwergefallen, Näheres zu erfragen. Bruno sah, daß man ihm helfen wollte, und so hatte er den Vorschlägen, die gemacht worden waren, zugestimmt.
Später, im März, suchte Bruno dann alle Unterlagen für seinen Antrag auf Einstellung heraus: sein Zeugnis der Reife, das Zeugnis über seine Diplomprüfung für Physiker, die Ernennungsurkunde zum Studienreferendar und die Entlassungsurkunde vom Land Niedersachsen, Januar 1974.
Auch schrieb Bruno für seinen Antrag auf Einstellung seinen Lebenslauf, anders als im Jahre 1971, jetzt mit der linken Hand. Bruno berichtete über seine Krankheit und Rehabilitation dieses:

Am 25. Juli 1972 wurde ich in der Neurochirurgie der Universitäts kliniken Hamburg-Eppendorf mit Erfolg operiert, mußte aber dennoch schwerste Behinderungen hinnehmen: rechtsseitige Lähmung und eine fast totale Aphasie. Die ambulante Weiterbehandlung in Bremen nach meiner Entlassung aus der Klinik war nicht ausreichend: ich hatte keinen Rehabilitationsträger und bekam wegen der Kosten-übernahme für die notwendigen Behandlungen Schwierigkeiten mit der NOVA und meiner Dienstbehörde. Zum 1.04.1974 wurde ich aus meinem Dienstverhältnis zum Lande Niedersachsen entlassen und erhielt schließlich nur noch Sozialhilfe.

Im August 1974 gelang es mir endlich die erste Rehabilitationsbehandlung zu bekommen: vom 7.08.1974 bis 5.02.1975 war ich in den Neurologischen Kliniken Gailingen. Dank der intensiven Behandlungen dort konnte ich einen großen Fortschritt erzielen.

Zum 1.07.1975 wurde ich – damals Sozialhilfeempfänger – durch das Gesetz zur Angleichung der Leistungen zur Rehabilitation in die AOK aufgenommen und erhielt über sie eine zweite Kur in Gailingen vom 20.06.-9.10.75. Als weitere Reha-Maßnahmen folgten: vom 10.8.-30.11.1976, vom 26.8. – 4.11.1977 und vom 19.9. – 12.12.1978.

Im Laufe der Jahre konnte ich die Behinderungen weitgehend überwinden: die Lähmung der rechten Körperhälfte ist zurückgegangen; ich kann meine rechte Hand schon wieder als grobes Stützwerkzeug einsetzen – aber ich schreibe und arbeite mit der linken Hand. Durch ständiges Hirntraining habe ich die Sprache wiedererlangt, mein Sprechtempo ist aber verlangsamt.

Seit dem 4.10.79 bin ich vormittags in verschiedenen Labors der NW 1 an der Universität Bremen. Nachmittags fahre ich 2mal in der Woche zur Krankengymnastik und ebenfalls 2mal zum Schwimmen.

Diese Behandlungen sind unbedingt erforderlich, damit ich von dem jetzt erreichten Stand nicht zurückfalle, sondern ihn möglichst noch verbessern kann.

Bruno Nickelat

Anmerkung: Leider ist vom Original nur diese Kopie vorhanden, sie gibt die rechte Seite des Schreibens nicht voll wieder.

Der Sachbearbeiter beim Arbeitsamt hatte zu Bruno gesagt, daß er eine Anstellung nur dann erhalten kann, wenn er zu einer Vollbeschäftigung bereit ist. Aber der Chefarzt der Rehabilitationsklinik hatte geraten, Bruno sollte versuchen, in eine Halbtagsbeschäftigung hineinzukommen. Die Frage war nun:
Würde Bruno bei seiner geringen Belastbarkeit einen vollen Arbeitstag durchstehen können? Und würde er dann noch die Zeit und die Kraft haben, um zur Krankengymnastik und zum therapeutischen Schwimmen zu fahren? Wie sollte Bruno sich entscheiden?
Hier bot sich eine — vielleicht die einzige — Gelegenheit zu einer beruflichen Eingliederung, denn: Die BfA hatte ja 1976 berufsfördernde Maßnahmen abgelehnt.
Aber Bruno wollte nicht für immer von den Unterhaltszahlungen seiner geschiedenen Frau abhängig sein, Bruno wollte wieder berufstätig werden und hoffte, eine Vollbeschäftigung durchhalten zu können.
Weiter war Bruno gesagt worden, daß er wegen der Schwere seiner Behinderungen nur im Rahmen eines Sonderprogrammes der SKP und nur als „Laborant" angestellt werden kann. Das bedeutete für Bruno einen großen beruflichen Abstieg und damit eine erhebliche finanzielle Einbuße. Trotzdem stimmte Bruno zu: er sah in dieser Anstellung einen Einstieg ins Berufsleben, und er hoffte damals, sich einarbeiten und vielleicht noch etwas vorankommen zu können.
Auch dachte Bruno damals, daß er als Schwerhirnverletzter weiter Hilfen für die vielen behinderungsbedingten Mehrausgaben bekommen würde.

27

Bruno erhielt einen Arbeitsplatz in der Universität, in seinem Arbeitsvertrag steht:
„... Der vorgenannte Bewerber wird ab 31.3.1980 als Laborant eingestellt ..."
Und in einer weiteren Einstellungsunterlage steht:

„... versicherungspflichtig in der Rentenversicherung der Arbeiter".
Und nirgendwo war eine Eintragung darüber, daß Bruno sein Studium der Physik abgeschlossen hatte. Das gab uns zu denken und warf viele Fragen auf. Doch erst später gingen Bruno und ich zu dem Behindertenberater der Universität. Aber auch nach diesem Gespräch blieb eigentlich alles weiter unklar, nur so viel erfuhren wir: Es ist für Bruno kein Nachteil, in der Rentenversicherung der Arbeiter zu sein, ihre Leistungen sind die gleichen, wie die, die von der BfA gezahlt werden.

Gleich nach Brunos Einstellung mußte die Frage: „Wie kann Bruno seinen Arbeitsplatz erreichen?" noch einmal mit dem Arbeitsamt besprochen und geregelt werden. Nachdem ein Amtsarzt Bruno untersucht hatte, wurden die Kosten für die Taxenfahrten zur Universität für ein Jahr übernommen. Aber wie sollte diese Transportfrage danach gelöst werden? Diese Sorge beschäftigte uns oft und uns wurde klar: Bruno mußte in der Nähe der Universität wohnen! Als Schwerhirnverletzter muß Bruno einen möglichst kurzen Weg zum Arbeitsplatz haben, um damit Zeit und Kraft zu sparen — und die hohen Transportkosten zu senken.
So sahen wir uns nach einer geeigneten Wohnung in der Nähe der Universität um.

Durch Brunos Vollbeschäftigung änderte sich unser ganzer Tagesablauf. Wir waren nie Langschläfer gewesen, jetzt aber hieß es für Bruno und mich: jeden Morgen um 5 Uhr 45 aufstehen. Da Bruno sich nur mit einer Hand anziehen und fertigmachen kann, dauert bei ihm die Morgentoilette viel länger als bei einem Gesunden, dazu kommt aber noch die krankheitsbedingte Verlangsamung. (Wenn Bruno bedrängt wird, seine Tätigkeiten doch schneller zu erledigen, führt das nur dazu, daß Bruno nervös wird, und dann klappt gar nichts mehr.).
Ich machte uns das Frühstück, damit Bruno in Ruhe essen konnte; und danach brauchte Bruno eine weitere halbe Stunde, um zur Toilette zu gehen und sich für den Dienst fertigzumachen. Um 7 Uhr 30 kam dann das Taxi, und über die Autobahn erreichte Bruno in etwa 15 Minuten seinen Arbeitsplatz.

Schon bald zeigte sich, wie schwierig es für einen Schwerbehinderten ist, bei einer Vollbeschäftigung die notwendigen Therapien weiter nehmen zu können. Bei der halbtägigen Arbeitserprobung hatte Bruno erst nach Hause kommen und sich kurz hinlegen können; jetzt mußte Bruno, egal wie erschöpft er auch war, sich von seinem Arbeitsplatz gleich zur Krankengymnastik fahren lassen. Erst danach konnte Bruno sich ins Bett legen und etwas ausruhen. Wenn er dann aufstand, war es bereits abends.

Im Sommer 1980 erlaubte mir meine Gesundheit noch, Bruno an zwei Tagen in der Woche zum therapeutischen Schwimmen zu begleiten. Zur Erholung blieben Bruno also nur die beiden Tage am Wochenende, doch immer öfter mußten wir diese Tage dazu benutzen, um die anstehenden Probleme durchzusprechen und Schreiben an die Ämter aufzusetzen.

Gleich nach seiner Einstellung war Bruno ein Arbeitsplatz in der Elektronischen Werkstatt zugewiesen worden. Als Bruno und ich diesen Bericht 1984 beenden, erzählt Bruno:
„Ich arbeitete damals an einem Digitalvoltmeter, — — das hatte ich mir kurz entschlossen gekauft. Ja, als ich schon an der Uni war, — als ich mir überlegte, was ich denn machen sollte. Ich hatte bei der Firma B. das Digitalvoltmeter als Bausatz gekauft, — — für etwa 100,— DM. — — Das Digitalvoltmeter kann man sowohl für Spannungsmessungen als auch zur — — Strommessung — und zur Messung von Widerständen gebrauchen. — — Die Kollegen halfen mir bei diesem, Vorhaben — — das Digitalvoltmeter fertigzustellen. — Da braucht man drei (!) Hände, — um da zu arbeiten: eine Hand, um das Werkstück zu halten — und zwei Hände zum Löten!"

Durch Brunos Berufstätigkeit war es nötig geworden, bei den verschiedenen Stellen neue Regelungen zu treffen; u.a. suchte Bruno seinen Anwalt auf, dieser verhandelte mit Brunos geschiedener Frau und sie stellte die Unterhaltszahlungen an Bruno ein.
Wichtig war auch, diese Fragen zu klären:
War Brunos Rentenversicherung nun vollständig? Wie wurden die Jahre seiner Krankheit und Arbeitsunfähigkeit bewertet?
Wegen seiner Vollbeschäftigung hatte Bruno gar nicht die Zeit — und als Aphasiker war er auch gar nicht in der Lage, hierfür Erkundigungen einzuholen. Bruno war also weiter auf meine Hilfe angewiesen. Nachdem ich mich bei mehreren Stellen erkundigt hatte, sprachen Bruno und ich im Juli bei der BfA vor. Hier war ja inzwischen die Nachversicherung für die Zeit vom 1.8.1971 bis

31.3.1974 vorgenommen worden. Bruno sollte nun bei der Landesversicherungsanstalt die Zeit seiner Krankheit und Arbeitsunfähigkeit mit Unterlagen nachweisen. Nachdem ich die vielen Papiere für Bruno besorgt hatte, stellte Bruno bei der Landesversicherungsanstalt den Antrag, seine Versicherungszeiten zu klären. Und nach wenigen Monaten erhielt Bruno den Beleg darüber, daß sein Versicherungsverhältnis bis zum 31.3.1980 geklärt ist; von dieser Zeit an zahlt Bruno die Versicherungsbeiträge von seinem Gehalt.

Bernhard war in seinen Pfingstferien bei uns gewesen und zu dritt hatten wir seinen 12. Geburtstag gefeiert. Als Bernhard seinen Vater dann in den Sommerferien besuchen kam, hatten Bruno und ich schon entschieden, daß wir im Frühjahr 1981 in eine Wohnung umziehen wollten, die in der Nähe der Universität gebaut wurde. So verlebten wir den letzten Sommer in unserem Haus, in das Bruno und ich vor 20 Jahren eingezogen waren. Als Siebzehnjähriger hatte Bruno damals alle Malerarbeiten selbst ausgeführt, er hatte sich einen schönen Hobbykeller eingerichtet, und gemeinsam hatten wir den großen Garten umgegraben und bepflanzt.
Aber jetzt hieß es: dieses alles aufgeben und sich woanders neu einrichten. Brunos Berufstätigkeit machte diesen Schritt erforderlich.

Brunos Hausarzt hatte beantragt, daß Bruno eine erneute Rehabilitationsbehandlung erhalten sollte. Bruno hatte neben seiner Vollbeschäftigung die krankengymnastischen Behandlungen und das Schwimmen nicht regelmäßig durchführen können, und seit einem Jahr hatte Bruno keine Sprachtherapie gehabt. Die umfassenden Behandlungen sollten Bruno dazu verhelfen, die Berufstätigkeit in guter Konstitution weiterführen zu können.
Zum ersten Mal übernahm die LVA die Kosten für diese Behandlung, die Anfang September begann und über acht Wochen durchgeführt wurde.
In dem Rehabilitations-Zentrum wurde Bruno als alter Bekannter begrüßt, er kam ja zum 6. Mal. Der Chefarzt und die Therapeuten waren erfreut darüber, daß es Bruno gelungen war, eine Anstellung zu erhalten, und sie anerkannten seine Leistungen, ganztags berufstätig zu sein. Durch die umfassende Hydro- und Physikotherapie, die Einzelkrankengymnastiken, die ergotherapeuti-

schen Maßnahmen — vor allem aber durch die sprachtherapeutischen Übungen (26 Einzeltherapien) konnte Bruno aufholen, was ihm durch die Belastungen der Vollbeschäftigung verlorengegangen war. Und da die Sprachstörung für Bruno am Arbeitsplatz eine zusätzliche Belastung ist, empfahl Herr Dr. Kisch im Entlassungsbericht eine Fortsetzung der sprachtherapeutischen ambulanten Maßnahmen am Wohnort als sinnvoll und notwendig.

Nach dieser Rehabilitationsbehandlung arbeitete Bruno weiter in der Elektronischen Werkstatt der Universität.

28

Das Jahr 1981 begann für uns mit vielen Überlegungen für unseren bevorstehenden Umzug — aber auch anderes stand an:
Da das Arbeitsamt die Taxenkosten für Brunos Fahrten zum Arbeitsplatz nur bis zum 31.3.1981 übernommen hatte, mußte Bruno sich gleich zu Beginn des Jahres darum bemühen, wie es danach weitergehen sollte. Es zeigte sich bei den Verhandlungen bald, daß die Transportfrage problematisch wurde, weil Bruno nach wie vor nicht in der Lage war, seinen Arbeitsplatz mit den öffentlichen Verkehrsmitteln zu erreichen. Der Chefarzt in der Rehabilitationsklinik hatte schon mehrmals darauf hingewiesen, daß Bruno mit einer Steigerung seiner Leistungsfähigkeit nicht mehr rechnen kann, sondern daß er sich einrichten muß, mit dieser Einschränkung und mit den bleibenden Behinderungen zu leben.
Bei den Behörden an unserem Wohnort aber sah man das anders. Sicherlich hatte man einen Schwerhirnverletzten mit den Behinderungen, unter denen Bruno leidet, noch nicht beruflich eingegliedert, man hatte mit einem solchen Fall noch keine Erfahrung gemacht. So kam es zu vielen Verhandlungen, bei denen Bruno sich gegen die Forderung wehren mußte, er sollte, zusätzlich zu der Belastung durch die Ganztagsarbeit, nun noch die Anstrengungen für den Weg zum Arbeitsplatz und zurück auf sich nehmen.
Und da es ganz ausgeschlossen war, daß Bruno als Aphasiker diese Verhandlungen allein führen konnte, mußte ich Bruno immer begleiten und dafür sorgen, daß man sich Zeit nahm und Bruno geduldig zuhörte.
Nach mehreren Verhandlungen und einer nochmals vorgenom-

menen amtsärztlichen Untersuchung übernahm das Arbeitsamt die Fahrkosten für ein weiteres Jahr. Und durch unseren Umzug in die Nähe der Universität konnte Bruno diese Kosten von vorher 39,— DM täglich auf 14,— DM senken.

Gleich zu Beginn des Jahres 1981 hatte Bruno vom Versorgungsamt einen neuen Feststellungsbescheid erhalten. Wir hatten damals so viel mit der Planung für unseren Umzug zu tun gehabt, daß wir diesen Bescheid gar nicht überprüft hatten. Erst als Brunos Krankenkasse die Transportkosten zur Krankengymnastik entzog, wurden wir auf die im Neufeststellungsbescheid vorgenommene Änderung aufmerksam: Brunos Zustand habe sich gebessert.

Unser Hausarzt bestätigte, das sei überhaupt nicht der Fall. Im Gegenteil: durch seine Vollbeschäftigung war Bruno nun erst recht nicht in der Lage, nach dem anstrengenden Dienst mit öffentlichen Verkehrsmitteln zur Krankengymnastik zu fahren. Auch in diesem Fall mußte ich Bruno helfen, mit der Krankenkasse zu verhandeln, aber Bruno hatte dann doch Erfolg, die Krankenkasse übernahm die Transportkosten wieder; und nachdem wir umgezogen waren, konnten auch diese Kosten von vorher 35,— DM für jede Behandlung auf 14,— DM gesenkt werden.

Nur unsere (!) monatlichen Kosten für die Wohnung waren erheblich höher als die, die wir für unser altes Haus hatten aufbringen müssen.

Seit Mitte Februar arbeitete Bruno in der Computerabteilung der Universität; man war wohl der Meinung gewesen, daß Bruno dort besser zurechtkommen würde.

Diese erneute Veränderung war für Bruno nicht leicht gewesen: schon wieder hatte er sich auf eine neue Arbeit einstellen müssen. Doch es war gut, daß Bruno anfangs nur einen Kollegen hatte und erst später andere dazukamen. Soweit es seine Zeit zuließ, zeigte dieser Kollege Bruno, wie er am Computer arbeiten sollte. Später erzählte Bruno dazu:

„Ich fing an, mich mit dem Basic-Rechner vertraut zu machen, — es ging recht langsam, weil mir das Ganze ja nicht vertraut war. Aber dann — — allmählich lernte ich es — mit Hilfe meines Kollegen. Ich arbeitete still für mich in einem Raum, in dem die Rechner standen, — — und wo kein Telefon läutete!"

Bruno zeigte mir eine Arbeit, die er damals erstellt hatte, und er erklärte dazu:

„Das ist eine Anleitung für Schüler der Mittelstufe, ohne den Lehrer — — sich selbst etwas zu erarbeiten — — mit Hilfe des Rechners. Dieses habe ich für einen Basic-Rechner geschrieben — für eine Pascal-Rechner müßte man — ein — anderes Programm schreiben. — Ich will das Programm mal vorlesen, damit man erkennt, wie sich das Ganze abspielt. — — Und auch die Hilfen, — die ich dem Schüler gebe, die kann er verwenden oder auch nicht. Hier ist das Programm für das Zeichnen eines gleichseitigen Sechsecks."

```
100 PRINT "GLEICHSEITIGES SECHSECK"
110 PRINT "-----------------------"
120 PRINT "ERSTERSTELLUNG AM: 14-JUL-81"
130 PRINT "UNIVERSITAET BREMEN   BRUNO MICKELEIT"
140 PRINT "------------------------------------"
150 PRINT "JEDES REGELMAESSIGE SECHSECK KANNST DU DIR AUS SECHS KLEINEREN"
160 PRINT "REGELMAESSIGEN DREIECKEN - MIT DER SEITENLAENGE S - ZUSAMMEN-"
170 PRINT "GESETZT DENKEN."
180 PRINT "DER UMKREIS HAT DEN RADIUS R = S."
190 PRINT "DER INKREIS HAT DEN RADIUS R(I) = H; R(I) = S/2 * SQR(3)."
200 PRINT "GEBE DEN RADIUS VOM UMKREIS EIN!"
210  INPUT R
220  IF  R > 0 THEN 260
230 PRINT "WAS SOLL DENN DAS? BETRACHTE DIE ANGEGENHEIT NICHT SO NEGATIV!!!"
240 PRINT "KOPF HOCH - DANN GIBST DU EINEN POSITIVEREN WERT EIN!"
250 GOTO 200
260   LET S = R
270   LET D = 2 * R
280   LET U = 6 * R
290   LET R(I) = R/2 * SQR(3)
300   LET A = 3/2 * R^2 * SQR(3)
310 PRINT "SEITENLAENGE =",R
320 PRINT "DURCHMESSER =",D
330 PRINT "UMFANG =",U
340 PRINT "INKREISRADIUS=",R(I)
350 PRINT "FLAECHE =",A
360 PRINT "WILLST DU WEITERMACHEN; JA  ODER  NEIN?"
370  INPUT Q$
380  IF Q$ = "JA" THEN 200
390 END
```

Anfang Juni waren Bruno und ich umgezogen; es war ein gewaltiger Kraftakt gewesen, und noch lange Zeit kamen wir in unserer neuen Wohnung nicht zur Ruhe. Aber in den Sommerferien kam Bernhard zu uns, und Bruno nahm Urlaub.

Die Verhandlungen mit dem Versorgungsamt wegen der Eintragung: „Die anerkannten Behinderungen haben sich gebessert" dauerten bis in den Herbst und bereiteten uns viel Ärger. Als Bruno sah, daß wir nichts erreichten, sprachen wir mit der Vertrauensfrau für Schwerbehinderte an der Universität; sie fuhr dann mit Bruno zum Versorgungsamt und erreichte, daß in einem neuen Feststellungsbescheid wieder die alte Eintragung vorgenommen wurde.

Das Arbeitsamt wollte die Frage geklärt sehen, ob Bruno in der Lage ist, selbst einen Pkw zu fahren. Die beim TÜV durchgeführte Untersuchung ergab, daß Bruno „aus medizinischer Sicht nicht in der Lage ist, ein Kraftfahrzeug zu führen".

Bruno hatte in den zurückliegenden Monaten oft unseren Hausarzt aufsuchen müssen und hatte mit ihm seine Probleme durchsprechen können. Dieser Arzt sah, wie sehr sich Bruno anstrengte, um die Vollbeschäftigung durchzustehen und daß Bruno oft die Kraft und die Zeit für die notwendigen Behandlungen fehlten. Darum verordnete der Arzt Bruno eine erneute stationäre Behandlung in der Rehabilitationsklinik. Viel schneller, als Bruno gedacht hatte, erhielt er von der LVA die Genehmigung und auch die Einberufung von dem Rehabilitationszentrum. Ende November brachte ich Bruno hin, und am 2. Februar 1982 holte ich Bruno wieder aus der Rehabilitationsklinik ab.
Der Chefarzt nahm sich bei Brunos Entlassung Zeit für ein längeres Gespräch: er ermutigte Bruno, der sich durch die Behandlungen und therapeutischen Maßnahmen erholt hatte, sich weiter durchzusetzen, damit ihm auch an unserem Wohnort Hilfen gegeben werden und er die Vollbeschäftigung durchstehen kann.
Und auf Anforderung der hiesigen Behörden erstellte dieser Chefarzt, Herr Dr. Kisch, später ein Gutachten, in dem u.a. stand:

- „Herr M. ist als Schwerhirngeschädigter zu betrachten ...
- die Einschränkung seiner Leistungsfähigkeit ist beträchtlich ...
- Herr M. verfügt nur über eine geringe Körpertüchtigkeit ...
- es besteht bei ihm eine Verlangsamung der psychomotorischen Fähigkeiten und eine aphasiebedingte Sprachstörung ...

- Nur mit Hilfe der antikonvulsiven Therapie können Anfälle — abgeschirmt werden ...
- Solange der Patient lebt, ist er auf fremde Hilfe — auf die Hilfe seiner Mutter sowie der zuständigen Behörden angewiesen."

29

Gleich nach seiner Rückkehr aus der Rehabilitationsklinik mußte Bruno erneut Verhandlungen aufnehmen, um die Transportfrage zum Arbeitsplatz zu klären. Zuerst sprachen Bruno und ich noch einmal mit dem Sachbearbeiter beim Arbeitsamt. Er sagte zu Bruno, daß die Transportkosten zum Arbeitsplatz grundsätzlich nur für 2 Jahre übernommen werden können und daß seine berufliche Eingliederung nun abgeschlossen ist.
Eventuell könnte Bruno als „Hilfe zum Erreichen des Arbeitsplatzes" Hilfe zur Beschaffung eines Kraftfahrzeuges erhalten, auch dann, wenn ich den Pkw fahre. Doch die Frage, ob ich einen Führerschein habe oder eine Fahrprüfung ablegen kann, mußte ich verneinen: mein Alter und ein schlechter Gesundheitszustand verbieten mir dieses.
So wurde nach anderen Möglichkeiten gesucht, wie Bruno zum Arbeitsplatz gebracht werden kann. Es wurde nachgefragt, ob der „Sozialdienst" oder das „Sozialwerk" herangezogen werden kann, ob vielleicht die Universität einen Fahrdienst hätte — doch alle Stellen konnten keine Hilfe geben.
Auf unsere Frage, ob Bruno nicht mit dem „Fahrdienst für Schwerstbehinderte" zum Arbeitsplatz gefahren werden kann, wurde geantwortet:
„Nein, dieser Fahrdienst ist nur für Rollstuhlfahrer!"

Ende März 1982 fand zur Transportfrage eine erneute Unterredung statt, an der der Sachbearbeiter des Arbeitsamtes, der Sachbearbeiter der Hauptfürsorgestelle, die Vertrauensfrau für Schwerbehinderte der Universität und Bruno mit mir als Begleitperson teilnahmen.
Es wurde bald deutlich: man war der Meinung, Bruno brauchte jetzt keinen Transport zum Arbeitsplatz mehr. Bruno wollte diese falsche Meinung richtigstellen, aber wegen seiner Sprachstörung geriet er in zunehmende Sprechnot.

Schon bald war Bruno so erschöpft, daß er das Sprechen ganz aufgeben mußte.
Ich mußte in die Unterredung eingreifen und stellte an Bruno ganz direkte Fragen, weil er dann leichter antworten kann.
Am Ende dieser langen Verhandlung sagte man zu, zu prüfen, ob die Notwendigkeit und die Voraussetzung für eine „nachgehende Hilfe im Arbeitsleben" gegeben sind. Und der Sachbearbeiter der Hauptfürsorgestelle erklärte sich bereit, die Transportkosten noch einmal für eine befristete Zeit zu übernehmen.
Im April wurde Bruno noch einmal zum TÜV bestellt, es wurde geprüft, ob Bruno ein „Fahrmobil" selbst fahren kann. Die Untersuchung ergab: Nein, dazu ist Bruno nicht in der Lage.

Durch Zufall hatten Bruno und ich erfahren, daß es auch für Aphasiker einen Verband gibt, der es sich zur Aufgabe gemacht hat, die Öffentlichkeit über Aphasie aufzuklären und die Interessen der Aphasiker zu vertreten. Im Januar 1982 waren Bruno und ich dem Bundesverband für die Rehabilitation der Aphasiker beigetreten und im April zu der Jahreshauptversammlung nach Bonn gefahren.

Mitte Mai war die Konfirmation von Brunos Sohn Bernhard, der bei seiner wiederverheirateten Mutter in Süddeutschland lebt. Für den kurzen Besuch übers Wochenende war Bruno die lange Bahnreise zu anstrengend; so buchten wir einen Flug, und im Abendrot der untergehenden Sonne war er ein schönes Erlebnis für uns.
Die kleine Familienfeier verlief in freundlicher Atmosphäre.
Bruno und ich hatten einen Text über Bernhards Kindheit zusammengestellt, den Bruno vorlas. Alle, besonders Bernhards Mutter, freuten sich über die lustigen Streiche, die Bernhard damals verübt hatte und gespannt hörten alle zu, als wir vom Tonband die Kinderstimme von Klein-Bernhard vorspielten, so wie er damals gesungen und lustige Sachen erzählt hatte.

Bereits Mitte Juni stand die Transportfrage zum Arbeitsplatz für Bruno erneut an, es gab eine lange Unterredung mit dem Sachbearbeiter der Hauptfürsorgestelle und mit der Vertrauensfrau für Schwerbehinderte. Man machte Bruno klar, daß eine weitere Übernahme der Fahrkosten nicht möglich ist; und Bruno versuchte zu erklären, warum es ihm unmöglich ist, den Weg zum Arbeitsplatz zu Fuß und mit dem Bus zurückzulegen.

Dann müßte er eben „in Rente gehen" wurde ihm gesagt.

Bruno kam in der Computerabteilung voran und arbeitete jetzt an einer Übersetzung; er war mit solchem Eifer dabei, daß er sich sogar für das Wochenende Arbeit mit nach Hause brachte. Ich war erstaunt darüber, was Bruno leisten konnte und freute mich mit ihm über seine Arbeit. Ich wußte, welchen Einsatz es Bruno gekostet hatte, diesen Stand der Rehabilitation zu erreichen, so hörte ich gern zu als Bruno mir seine Arbeit erklärte:
„Dieses ist eine Gebrauchsanleitung — — für den Gebrauch eines — Computers — für Basic Programming Reference Manual ‚Applesoft II'. Ich habe sie aus dem Amerikanischen ins Deutsche übersetzt, — weil ich noch Zeit habe! — — Ich habe das als Hilfe gedacht — als Hilfe für andere, — ja, da die schlecht Englisch können! Ich übersetze den Anhang: ‚Peek, Poke und Call', — — das sind die — Befehle für den Gebrauch des Computers."

ANHANG J: P E E K, P O K E UND C A L L

HIER SIND EINIGE BESONDERE MERKMALE DES 'APPLESOFT', DIE MAN DURCH AUFRUF VON PEEK-, POKE- UND CALL-BEFEHLEN NUTZEN KANN. BERUECKSICHTIGE, DASS MANCHE VON IHNEN DIE WIRKUNG AUF ANDERE BEFEHLE IM APPLESOFT VERDOPPELEN.

EINFACHE SCHALTMASSNAHMEN SIND FUER GEWOENLICH ADRESSENABHAENGIG: JEDER BEFEHL, DER DIESE ADRESSE [MIT]-BENUTZT, HAT DIE GLEICHE WIRKUNG AUF DIESEN SCHALTER. Z.B., KANN DAHER SEIN:

```
POKE -16304, 0
```

ABER DIE GLEICHE WIRKUNG ERREICHT MAN MIT DEM 'POKE'N JEDER ADRESSE MIT EINER BELIEBIGEN ZAHL VON 0 BIS 255, ODER DURCH 'PEEK'EN DER ADRESSE:

```
X = PEEK(-16304)
```

DIES GILT NICHT FUER BEFEHLE, IN DENEN MAN 'POKE'N MUSS, UM DIE BENOETIGTE ADRESSE MIT EINEM BESTIMMTEN WERT, DER EINEN SPIELRAUM LAESST ODER DEN CURSOR AUF EINEN BESTIMMTEN PLATZ SETZT.

ERRICHTEN DES TEXT-FENSTERS

DIE ERSTEN VIER POKE-BEFEHLE, Z.B. DIE ZEILENNUMMERN 10, 20, 30 UND 40, BENUTZT MAN, UM DIE GROESSE DES 'TEXT-FENSTERS' FESTZULEGEN, IN DEM DER TEXT GEZEIGT UND AUF DEM BILDSCHIRM GE'SRCOLLED' WIRD. DIESE BESTIMMEN DEN LINKEN RAND, ZEILENZAHL UND OBEREN BZW. UNTEREN RAND DES FENSTERS.

DURCH DAS SETZEN DES TEXT-FENSTERS WIRD DER UEBRIGE BILDSCHIRM NICHT GELOESCHT, DER CURSOR AUCH NICHT IN DAS TEXT-FENSTER GEBRACHT (VERWENDE HOME, HTAB ODER VTAB). DEN VTAB-BEFEHL UEBERGEHT DAS FENSTER UEBERHAUPT: DER TEXT UEBER IHM WIRD NICHT VERAENDERT, ABER UNTER IHM SCHREIBT DER VTAB-BEFEHL ALLES IN DIE GLEICHE ZEILE. HTAB RUECKT DEN CURSOR ABER NUR EIN ZEICHEN WEITER.

EIN UEBERSCHREIBEN DES TEXT-FENSTERS BLEIBT SOLANGE UNENTDECKT, BIS DER CURSOR VERSUCHT, EINE NEUE ZEILE ANZUFANGE .

DER TEXT, DER AUF DEM BILDSCHIRM ERSCHEINT, IST NUR EIN SPEZIELLES ABBILD EINES BESONDEREN TEILS DER 'APPLE-MEMORY'. DER BILDSCHIRM "SIEHT" UM DEN TEXT ZU LESEN IMMER AUF DIE SELBE STELLE. WENN MAN DAS TEXT-FENSTER VERSCHIEBT, SO SAGT MAN DEM 'APPLE', WOHIN ER IN DER 'MEMORY' SEINEN TEXT SCHREIBEN SOLL. DAS GEHT NUR SOLANGE GUT, BIS MAN VOM 'APPLE' VERLANGT, ER SOLLE DEN TEXT AUCH AUSSERHALB DES IHM ZUR VERFUEGUNG STEHENDEN RAUMES HINAUS SCHREIBEN. DAS 'MEMORY' WIRD NICHT AUF DEM BILDSCHIRM ANGEZEIGT. DENNOCH KOENNEN INFORMATIONEN IN IHM VERBORGEN SEIN, DIE WICHTIG FUER DAS PROGRAMM SIND, UND VON 'APPLESOFT' AUCH BENOETIGT WERDEN. WENN MAN DEN LINKEN RAND Z.B. AUF 255 LEGT,(DER SCHIRM HAT ABER NUR PLATZ FUER 40 ZEICHEN) VERLANGT MAN VON 'APPLE' UNMOEGLICHES. DAHER SOLLTE MAN SICH 40 ZEICHEN PRO ZEILE UND AUF 24 ZEILEN BESCHRAENKEN.

Nachdem die Transportkosten für Bruno zum Arbeitsplatz am 31.8.1982 eingestellt worden waren, schrieben wir an unseren Bundesverband für die Rehabilitiation der Aphasiker und schilderten das Problem. Der Verband gab Brunos Unterlagen an eine Juristin der Bundesarbeitsgemeinschaft Hilfe für Behinderte weiter; und bald darauf erhielt Bruno von dort diese Antwort:
„Jetzt kommt ... nur eine „nachgehende Hilfe im Arbeitsleben" durch die Hauptfürsorgestelle in Betracht. Für die Leistungen der Hauptfürsorgestelle ist die Ausgleichsabgabeverordnung maßgebend. Diese sieht jedoch lediglich die Übernahme solcher Kosten vor, die für die Anschaffung oder Haltung eines Kraftfahrzeuges benötigt werden, das der Behinderte selbst fährt oder das ein anderer für diesen fährt. Wir haben daher wegen der Notwendigkeit der Regelung einer Kostenübernahme für anderweitige Fahrkosten zur Arbeitsstelle uns an den Bundesminister für Arbeit und Sozialordnung gewandt. Dieser hat uns mitgeteilt, daß eine Änderung der Ausgleichsabgabeverordnung in Vorbereitung ist, wonach auch Taxenkosten für Fahrten zum Arbeitsplatz übernommen werden. Leider ist die Änderung der Ausgleichsabgabeverordnung insoweit noch nicht beschlossen worden. Wir meinen deswegen, daß es richtig ist, Ihr Anliegen in einer Petition vorzubringen."
Und im Dezember teilte diese Juristin Bruno mit, daß sie für ihn in dieser Sache eine Petition an den Petitionsausschuß des Deutschen Bundestages gerichtet hat.

Auch an die Hauptfürsorgestelle, die eine weitere Übernahme der Transportkosten abgelehnt hatte, schrieb die Juristin der Bundesarbeitsgemeinschaft Hilfe für Behinderte:
„... Im übrigen sind wir der Meinung, daß die Taxenkosten weiterhin übernommen werden sollten und auch aus Mitteln der Ausgleichsabgabe übernommen werden können ... Es handelt sich hier um ein Weniger gegenüber der in der Ausgleichsabgabeverordnung vorgesehenen Kraftfahrzeughilfe."
Darauf wurde Bruno erneut von den Amtsärzten des Arbeitsamtes und des Hauptgesundheitsamtes untersucht, und es gab noch weitere Verhandlungen, bis Bruno im Frühjahr 1983 endlich mitgeteilt wurde:

Freie Hansestadt Bremen

Der Senator für Soziales, Jugend und Sport

Hauptfürsorgestelle für Kriegsopfer
und Schwerbehinderte

Der Senator für Soziales, Jugend und Sport · Postfach 10 78 67 · 2800 Bremen 1

Herrn
Bruno Mickeleit
Auf den Hornstücken 24

2800 Bremen 33

Bitte bei jeder Antwort das Aktenzeichen angeben

Ihr Schreiben div. Schreiben

Bremen, den 28.02.1983

♿ Eingang Herdentorsteinweg 7

Betr.: Obernahme von Taxi-Kosten für Fahrten
zwischen Wohnung und Arbeitsplatz

Sehr geehrter Herr Mickeleit,

aufgrund Ihres Schreibens vom 20.10.1982, hier eingegangen am 21.10.1982, bewillige ich Ihnen als Leistung aus Mitteln der Ausgleichsabgabe nach § 28 (3) SchwbG in Verbindung mit § 10 SchwbAV die Erstattung der Kosten für Fahrten zwischen Wohnung und Arbeitsstätte für die Zeit vom 01.09.1982 bis 31.12.1983 unter Berücksichtigung eines angemessenen Kosteneigenanteils von mtl. DM 50,-- bis zu einer Maximalhöhe von

DM 200,-- mtl.
==============

30

Doch zu den psychischen Belastungen durch die vorangegangenen monatelangen Verhandlungen um die Transportfrage — dazu war Bruno einige Male gestürzt, er hatte seinen Hausarzt oft aufsuchen müssen und wegen starker Rückenschmerzen eine Behandlung beim Facharzt für Orthopädie aufgenommen — war bereits im November 1982 eine weitere große Belastung für Bruno dazugekommen: die kleine Computerabteilung, in der Bruno sich eingearbeitet hatte, wurde in den Studiengang Informatik der Universität eingegliedert. Das bedeutete für Bruno nicht nur einen Umzug in ein anderes Gebäude mit wochenlanger Unruhe und Ungewißheit — die vergrößerte Computerabteilung erhielt die modernen Pascal-Rechner, und die Basic-Rechner, für einen sol-

chen hatte Bruno die Übersetzung und die Programme angefertigt, wurden nicht mehr gebraucht.
Brunos Arbeiten wurden „weggelegt", ohne daß jemand sie gesehen und bewertet hatte.
Wieder mußte Bruno sich an einem neuen Arbeitsplatz einarbeiten, und seine Sprachstörung erschwerte ihm dieses sehr.
Aber auch für Brunos Vorgesetzten und für seine Kollegen war es sicher schwer, zu beurteilen, welche Arbeit Bruno übertragen werden kann, denn: es war ja bei Brunos „Arbeitserprobung" versäumt worden, eine Rehabilitationsfachkraft einzusetzen, die seine Leistungen hätte beurteilen können.

Und jetzt, bei der erneuten Arbeitsumstellung, fehlte Bruno diese Hilfe wieder, um als Sprachbehinderter mit seinem Vorgesetzten und mit seinen Kollegen seinen neuen Einsatz besprechen zu können. Man hatte in der Universität Bruno einen Vorschlag für seine weitere Arbeit gemacht und Bruno stimmte ihm zu:
Bruno soll dafür sorgen, daß für die Pascal-Rechner immer ausreichend Material vorhanden ist; er soll eine Kartei der Informatikstudenten anlegen, an diese Disketten ausgeben und die Ausgabe in der Kartei vermerken.

Diese große Arbeitsumstellung war für Bruno schwer zu verkraften, er war verunsichert und mutlos geworden, weil ihm die Chance, sich am Basic-Rechner zu vervollkommnen, genommen war.
Bruno sprach immer weniger von sich aus, aus Rücksicht darauf, daß alle wenig Zeit hatten, so nahm seine Sprachstörung zu.
Auch daheim sprach Bruno wenig.
Was sollte er auch zu all dem sagen?
Und mit wem konnte Bruno über seine Probleme sprechen?
Wieder war es unser Hausarzt, der sich viel Zeit für Bruno nahm und ihm geduldig zuhörte. Und während solcher Aussprachen wurde uns nun ganz klar:
Brunos berufliche Wiedereingliederung war von Anfang an nicht richtig geplant und durchgeführt worden.
„Meine berufliche Eingliederung war ein Flop", sagte Bruno verbittert.

Bruno hatte 1979 angenommen, daß für ihn das Arbeitsamt der zuständige Rehabilitationsträger ist und alle notwendigen Maßnahmen für ihn einleiten und bis zum Abschluß seiner beruflichen Eingliederung durchführen wird.

§ 5

Zusammenarbeit der Rehabilitationsträger

(1) Die Rehabilitationsträger haben im Interesse einer raschen und dauerhaften Eingliederung der Behinderten eng zusammenzuarbeiten. Die umfassende Beratung der Behinderten ist durch die Einrichtung von Auskunfts- und Beratungsstellen zu gewährleisten; gemeinschaftliche Auskunfts- und Beratungsstellen sind anzustreben.

(3) In allen geeigneten Fällen, insbesondere wenn das Rehabilitationsverfahren mehrere Maßnahmen umfaßt oder andere Träger und Stellen daran beteiligt sind, hat der zuständige Träger einen Gesamtplan zur Rehabilitation aufzustellen. Der Gesamtplan soll alle Maßnahmen umfassen, die im Einzelfall erforderlich sind, um eine vollständige und dauerhafte Eingliederung zu erreichen; dabei ist sicherzustellen, daß die Maßnahmen nahtlos ineinandergreifen. Der Behinderte, auf sein Verlangen oder soweit erforderlich die behandelnden Ärzte sowie die am Rehabilitationsverfahren beteiligten Stellen wirken bei der Aufstellung des Gesamtplanes beratend mit.

Warum hatte das Arbeitsamt 1979 nicht, wie im Rehabilitationsangleichungsgesetz vorgeschrieben, mit dem Facharzt der Rehabilitationsklinik, der Bruno durch Jahre behandelt hatte, „eng zusammengearbeitet"? Wir wissen, daß sich Herr Dr. Kisch mehrmals darum bemüht hat, Kontakt mit den hiesigen Stellen aufzunehmen, leider vergeblich. Dieser Facharzt hätte das Arbeitsamt darüber informiert, daß bei Bruno durch die schwere Hirnverletzung eine Hirnleistungsschwäche und darum nur eine geringe Körpertüchtigkeit besteht — und daß mit einer wesentlichen Steigerung seiner Leistungsfähigkeit nicht mehr gerechnet werden kann.

Voraussetzung (!) für eine berufliche Eingliederung wäre also eine dauerhafte Regelung für Brunos Transport zum Arbeitsplatz gewesen. Da man aber den Facharzt nicht befragt hatte, hatte man Brunos körperliche Leistungsfähigkeit grob überschätzt: man hatte angenommen, daß Bruno in 2 Jahren die öffentlichen Verkehrsmittel für den Weg zur Arbeit benutzen kann — oder selbst ein Kraftfahrzeug fahren kann, Hilfe zur Anschaffung für einen Pkw hätte er dann bekommen.

Je mehr Bruno und ich uns nun mit dem Rehabilitationsangleichungsgesetz und mit dem Sozialgesetz befaßten, desto ratloser wurden wir. Wir mußten erkennen, daß bei Brunos beruflicher Eingliederung die große Unkenntnis über Brunos Gesamtsituation:

- die Situation eines schwerbehinderten Aphasikers zu einer groben Fehleinschätzung und damit zu Fehlentscheidungen geführt hatte, in deren Folge Bruno nun mit immer neuen Problemen belastet wurde — und weiter belastet wird, weil er sich gegen falsche Beurteilungen wehren muß.

Wie aber soll ein Aphasiker das alleine schaffen?
Wie soll ein Schwerhirnverletzter solche Belastungen durchstehen können, ohne Schaden zu nehmen?

Zu der Unkenntnis über Brunos Gesamtsituation sind 1979 sicher auch noch Mißverständnisse dazugekommen; und Bruno hatte sich wegen seiner Sprachstörung nicht ausreichend über die angebotene „Arbeitserprobung" informieren können.
Bruno hatte nicht nachfragen können:

- **„Welche Hilfe erhalte ich als Aphasiker,** damit mein Vorgesetzter und meine Kollegen über meine behinderungsbedingten Einschränkungen, vor allem über meine Sprachstörung, informiert werden, damit sie wissen, ‚was mit mir los ist' — ?
- **Wer** soll bei dieser Arbeitserprobung meine Eignung und meine Fähigkeiten beurteilen?
- **Wer** entscheidet, an welchem Arbeitsplatz ich am besten eingesetzt werden kann und bespricht dieses mit meinem Vorgesetzten und mit mir?"

Bruno war damals so vertrauensvoll und zuversichtlich gewesen; er hatte angenommen, daß man ihm Hilfe geben und berufsfördernde Maßnahmen für ihn einleiten wird.

1 Rehabilitationsangleichungsgesetz

---

§ 11

Berufsfördernde Leistungen

(1) Die berufsfördernden Leistungen zur Rehabilitation sollen alle Hilfen umfassen, die erforderlich sind, um die Erwerbsfähigkeit des Behinderten entsprechend seiner Leistungsfähigkeit zu erhalten, zu bessern, herzustellen oder wiederherzustellen und ihn hierdurch möglichst auf Dauer be-

ruflich einzugliedern Bei Auswahl der berufsfördernden Maßnahmen sind Eignung, Neigung und bisherige Tatigkeit des Behinderten angemessen zu berücksichtigen. Hilfen können auch zum beruflichen Aufstieg erbracht werden.

(2) Berufsfördernde Leistungen sind insbesondere

1. Hilfen zur Erhaltung oder Erlangung eines Arbeitsplatzes einschließlich Leistungen zur Förderung der Arbeitsaufnahme sowie Eingliederungshilfen an Arbeitgeber,
2. Berufsfindung und Arbeitserprobung, Berufsvorbereitung einschließlich einer wegen der Behinderung erforderlichen Grundausbildung,
3. berufliche Anpassung, Fortbildung, Ausbildung und Umschulung, einschließlich eines zur Teilnahme an diesen Maßnahmen erforderlichen schulischen Abschlusses,

Nachdem für Bruno durch seine berufliche Eingliederung so viele Probleme entstanden waren, fragten wir uns nun: „Warum hat Bruno diese berufsfördernden Hilfen und Maßnahmen, wie sie im Rehabilitationsangleichungsgesetz den Behinderten zugesichert werden, nicht erhalten?"
Aber alle Informationen, die wir uns nun, nach Brunos „abgeschlossener beruflichen Eingliederung" verschafften, nützten Bruno nichts mehr. Diese große Unsicherheit und die anhaltenden psychischen Belastungen setzten Bruno hart zu. Und auch ich konnte Bruno wenig helfen, ich war alt geworden und müde von meinem jahrelangen Einsatz.
Brunos Hausarzt sah, daß hier Hilfe notwendig war, und er verordnete eine erneute Behandlung in dem Rehabilitationszentrum — zur Erhaltung der gefährdeten Arbeitsfähigkeit.

31

Im März 1983 veranstaltete unser Bundesverband für die Rehabilitation der Aphasiker ein Treffen:
„Begegnung im Alltag", ein Wochenendseminar für Aphasiker, ihre Familienangehörigen und Therapeuten. Es war Bruno wichtig, einmal andere Aphasiker und ihre Situation kennenzulernen, und er nahm ein paar Tage Urlaub, damit wir an diesem Treffen teilnehmen konnten. In den Gesprächen mit einzelnen Teilnehmern und in den Arbeitsgruppen wurden die gleichen Sorgen und Probleme, wie wir sie kannten, deutlich; dennoch sagte Bruno bald zu mir, und später wies er auch im Plenum darauf hin:

„Wenn sich ein Aphasiker beruflich wiedereingliedern will — er aber nicht in seinen erlernten Beruf zurückkehren kann, dann kommen noch viele andere Probleme hinzu."
Wir verlebten dieses Treffen in froher Gemeinschaft und bedauerten nur, daß die Zeit zu kurz gewesen war.

Eine schöne Abwechslung war für Bruno der Besuch von Bernhard in den Pfingstferien. Auch planten wir, im Sommer zu dritt eine kleine Ferienreise zu machen. Bruno und ich mußten einmal Abstand von unseren Alltagssorgen bekommen, wir mußten einmal „raus und unter andere Menschen". Denn obwohl Bruno sich bemüht hatte, Kontakt mit anderen aufzunehmen, war ihm dies nicht gelungen.

Als sich Brunos zwanzigjähriges Abitur näherте, hatte Bruno durch telefonisches Nachfragen die Anschriften von früheren Klassenkameraden bekommen. Bruno hatte an sie Einladungen zu einer Feuerzangenbowle geschickt, und alle hatten erfreut zugesagt. Es wurde eine fröhliche Wiedersehensfeier; Bruno hatte die Abiturzeitung, die er damals mit den Freunden angefertigt hatte, herausgesucht, und es gab viel Spaß, als sie nun ihre Jugendfotos sahen und ihre „literarischen Arbeiten" von damals lasen.
Auch Bruno war so fröhlich, wie lange nicht mehr; daß er selbst kaum zum Sprechen kam, fiel gar nicht auf. Und danach — ? War es zuviel erwartet, daß nach diesem Treffen einer der ehemaligen Freunde Bruno mal abholte — oder für ein Stündchen vorbeikam? Nur einer von ihnen kommt zweimal im Jahr zu Bruno, er erzählt dann von den beruflichen und privaten Anforderungen, die an ihn gestellt werden. Und Bruno hört höflich zu, er kommt kaum zum Sprechen. So viel Verständnis und Zeit bringt niemand auf, um Bruno zuzuhören, damit auch er einmal etwas von sich erzählen kann.

Auch diese Erfahrungen zeigen, wie schwer es ein Aphasiker bei seiner sozialen Integration hat:

- Nach unserem Umzug hatte ich in dieser Gemeinde ein Vormittagsseminar besucht; und später sprachen Bruno und ich mit dem Pastor und gingen danach zu seinem Gesprächskreis. Es waren hierfür Themen ausgesucht worden, die Bruno interessierten, aber durch seine Aphasie war Bruno auch hier in die

Rolle des stummen Zuhörers gedrängt, er konnte sich erst hinterher, daheim, zu den Gesprächen äußern. Als Bruno dann auf den schlecht verlegten Pflastersteinen des Gehwegs gestürzt war, gingen wir zu den Gesprächsabenden auch nicht mehr hin.

- Mit unseren neuen Nachbarn war ich bald bekannt geworden, und es kam zu manch einem freundlichen Gespräch mit ihnen. Anders erging es Bruno: er kam ja erst am Abend dazu, sich auf der Terrasse auszuruhen. Kam dann einmal unser Nachbar mit seinem dreijährigen Sohn zu uns herüber, dann unterhielt er sich nur mit mir. Zwar versuchte ich dann, das Gespräch so zu führen, daß Bruno ‚einsteigen' konnte, doch gegen das pausenlose Sprechen des Nachbarn kam Bruno nicht an. Auch hinderte das Herumtollen des lebhaften Jungen Bruno daran, seine Sprachstörung zu überwinden. Obwohl ich die Nachbarn auf Brunos Sprachstörung aufmerksam gemacht hatte und Bruno selbst um „Rücksicht" bat, können sich die Mitmenschen nicht auf ein geduldiges Zuhören einstellen. Nach einer kurzen Frage: „Wie geht es Ihnen denn" — wird Brunos Antwort erst gar nicht abgewartet, sondern weiter drauflosgeredet.
- An der hiesigen Universität gibt es den Studiengang Behindertenpädagogik; Bruno sprach in der Abteilung „Therapie und Didaktik bei Sprachbehinderten" vor, er hoffte, vielleicht auf diesem Weg unter den Studierenden einen Gesprächspartner zu finden, der — nicht zuletzt aus fachlichem Interesse —zu ihm kommen würde.
  Es fand sich aber niemand.
  So hat Bruno nur mich als Gesprächspartner.
- Es ist für Bruno auch ein Nachteil, daß ich nicht mehr so viel mit ihm zusammen unternehmen kann. Um ins Theater, zum Konzert oder zu einer anderen öffentlichen Veranstaltung zu gehen, fehlt Bruno die Begleitperson, vor allem für die Hin- und Rückfahrt nachts. Und seitdem Bruno die Taxenfahrten zum Arbeitsplatz selbst bezahlen muß, kann er sich zusätzliche Taxenfahrten für ein privates Vergnügen nicht mehr leisten.

Warum Bruno im öffentlichen Verkehr immer noch eine Begleitperson braucht, wollen wir erklären:
Wenn Bruno eine Treppe hinaufgehen oder auf einer Treppe her-

unterkommen will, kann er sich wegen seiner rechtsseitigen Lähmung nur mit der linken Hand an dem linken (!) Handlauf der Treppe festhalten. Da die Verkehrsregel aber lautet: „Rechts ausweichen", muß Bruno sich verkehrswidrig verhalten. Dabei wird es für Bruno oft gefährlich, z.B. im Bahnhof, wo die Entgegenkommenden es eilig haben und Bruno dann so bedrängen, daß er in die Gefahr gerät, zu stürzen. Dazu kommt, daß Brunos Sprechen in einer solchen Situation blockiert ist. Als Begleitperson gehe ich vor Bruno — auch rechtswidrig an der linken Seite — und bitte die Entgegenkommenden auszuweichen. Häufig werde ich dann beschimpft, weil die anderen so schnell ja gar nicht erfassen können, warum mein „falsches Verhalten" berechtigt ist. Und wie viele öffentliche Gebäude gibt es, die an ihren Außentreppen gar keinen (!) Handlauf haben. Damit Rollstuhlfahrer in diese Gebäude hineinkommen können, hat man inzwischen Rampen gebaut. Aber wegen seiner rechtsseitigen Lähmung kann Bruno diese Rampen nicht benutzen.

Ein Beispiel dafür, warum Bruno die öffentlichen Verkehrsmittel nicht ohne Begleitperson benutzen kann, wollen wir anführen:
In vielen Straßenbahnen und Bussen ist der „Platz für Behinderte" für Bruno gar nicht zu erreichen. Weil Bruno sich nur mit der linken Hand festhalten kann, muß Bruno den Sitzplatz einnehmen, der ihm am nächsten ist. Oft ist dieser Platz aber schon besetzt, dann kann Bruno diesen Fahrgast nicht bitten, für ihn aufzustehen: Brunos Sprache ist blockiert, weil Bruno sich im Gedränge der Vorbeigehenden darauf konzentrieren muß, daß er bei dem ruckartigen Anfahren der Straßenbahn nicht stürzt.
Auch das Aussteigen aus dem Bus oder aus der Straßenbahn ist für Bruno trotz meiner Begleitung schwierig, zusätzlich hinderlich sind die Türen, die automatisch zuschlagen:
Ich steige vor Bruno aus und drücke beide Türen gegen die Magnete, damit sie offen bleiben. Dann halte ich die linke Türe weiter fest, damit Bruno sich an ihrem Griff halten und aussteigen kann. Doch die rechte Türe, die ich loslassen mußte, damit ich den Ausstieg nicht versperre, schlägt zu, ehe Bruno ausgestiegen ist: Brunos rechter, spastisch gelähmter Arm ist hinter der Türe verklemmt. Und ich muß diese Türe nun noch einmal von außen zur Seite drücken, damit Bruno seinen Arm wieder freibekommt. All dieses geschieht aber an der Seite, wo von außen neue Fahrgäste in den Bus (oder in die Straßenbahn) einsteigen wollen. Ich muß

also auch noch um Rücksicht bitten, damit die anderen etwas zurücktreten oder einen anderen Einstieg benutzen.
Eine realistische Beurteilung, ob ein rechtsseitig gelähmter Aphasiker eine Begleitperson braucht, kann nur der abgeben, der tagtäglich mit diesem Behinderten solche Erfahrungen machen muß.
Zur sozialen Isolierung trägt auch bei, daß Bruno sich wegen seiner Sprachstörung „unterwegs" nicht spontan äußern kann, weil er sich ganz auf den Weg und auf ein sicheres Gehen konzentrieren muß. Spricht jemand Bruno freundlich an, um ihm vielleicht zu helfen, dann kann Bruno nicht gleich antworten; das wiederum irritiert den anderen und er zieht sich zurück.

32

Die Landesversicherungsanstalt genehmigte die von Bruno beantragte Rehabilitationsbehandlung, sie begann Mitte September 1983 und Anfang November holte ich Bruno aus der Rehabilitationsklinik wieder ab. Es hatte Bruno gutgetan, einmal wieder ohne die Belastungen der Ganztagsarbeit zu sein; er hatte sich erholt und fühlte sich durch die Behandlungen, vor allem durch die Sprachtherapie wieder etwas gestärkt und ermutigt.
Gleich nach seiner Rückkehr hatte Bruno bei der Hauptfürsorgestelle einen Antrag gestellt und um weitere Übernahme der Transportkosten zum Arbeitsplatz gebeten. So fanden gleich zu Beginn des Jahres 1984 die amtsärztlichen Untersuchungen statt.
Im Hauptgesundheitsamt wurde Bruno von einem Arzt untersucht, der etwa in seinem Alter war und sich auf Brunos Sprachstörung gut einstellte, so daß Bruno seine Situation erklären konnte:
„Ich will weiter arbeiten — — aber ohne Transport zur Uni schaffe ich das nicht!"
Nach eingehender Untersuchung und Aussprache war die Beurteilung dieses Amtsarztes: Bruno braucht den Transport zum Arbeitsplatz auch weiterhin.

Anders erging es Bruno beim Arbeitsamt: Dieser Amtsarzt, er ist wohl Facharzt für Orthopädie, hatte Bruno schon im Jahr davor untersucht und hatte auch damals die Folgen der schweren Hirnverletzung, vor allem die geringe Körpertüchtigkeit, nicht berück-

sichtigt. Darum bat Bruno, man möge zur Beurteilung seiner Leistungsfähigkeit das Gutachten von der Neurologischen Rehabilitationsklinik heranziehen. Die Reaktion des Amtsarztes zeigte, daß er verärgert war über diese Bitte; und Bruno sagte nach der Untersuchung:
„Dr. E. ... wird die Kostenübernahme ablehnen."
Bruno mußte monatelang auf eine Entscheidung der Hauptfürsorgestelle warten. Und da er die Taxenfahrten brauchte, um seinen Arbeitsplatz zu erreichen, mußte er sie selbst bezahlen.
Erst Ende Juni erhielt Bruno den Bescheid von der Hauptfürsorgestelle:

Freie Hansestadt Bremen

Der Senator für Jugend und Soziales
Hauptfürsorgestelle für Kriegsopfer
und Schwerbehinderte

Der Senator für Jugend und Soziales · Postfach 10 78 67 · 2800 Bremen 1

Herrn
Bruno Mickeleit

Bremen, den 29.o6.1984
Eingang Herdentorsteinweg 7

Betr.: Übernahme von Taxi-Kosten für Fahrten zwischen Wohnung und Arbeitsplatz

Sehr geehrter Herr Mickeleit,

mit dem o.g. Schreiben hatten Sie die Übernahme der Taxi-Kosten für Fahrten zwischen Ihrer Wohnung und Ihrem Arbeitsplatz beantragt.

Ich bedauere, Ihrem Antrag nicht stattgeben zu können.

Begründung:

Aufgrund der mir vorliegenden neuerlichen ärztlichen Gutachten komme ich zu dem Ergebnis, daß Ihnen probeweise für den Zeitraum von 6 Monaten zuzumuten ist, den Arbeitsplatz mit öffentlichen Verkehrsmitteln zu erreichen. Als Erprobungszeitraum wird die Zeit

vom o1.o7.84 - 31.12.84

festgelegt.

Die Kosten für die Zeit vom o1.o1.84 - 3o.o6.84 werden ebenfalls nicht erstattet,

Die vorausgegangene lange Ungewißheit, Brunos Gesamtsituation überhaupt: statt Anerkennung seines Arbeitswillens — Unverständnis und Ablehnung notwendiger Hilfen, die Bruno in einen andauernden Streß brachten, diese psychischen Belastungen waren nicht ohne Auswirkung geblieben:
Bruno hatte mehrmals kleine Anfälle, seine Sprache war danach eine Zeitlang völlig blockiert; und Bruno litt oft unter Kopfschmerzen. Im Februar war Bruno trotz meiner Begleitung auf der Straße so gestürzt, daß wir den Notarzt rufen mußten, Bruno wurde darauf für eine Woche krankgeschrieben.
Im Juni hatte Bruno nach einem Sturz erhebliche Schürfwunden an der rechten Hand und einen starken Bluterguß in der Hüfte; er wurde längere Zeit in der Orthopädischen Klinik ambulant behandelt. Trotz starker Schmerzen nahm Bruno aber schon nach wenigen Tagen seinen Dienst wieder auf.
Es war also völlig ausgeschlossen, daß Bruno vor seinem Dienst und danach noch einen Fußweg von 15 Minuten und die anschließende Busfahrt von weiteren 15 Minuten auf sich nehmen konnte, für eine solche zusätzliche Arbeit reichen Brunos Kräfte nicht aus; auch müßte er dann statt um 5 Uhr 50 bereits um 4 Uhr 50 in der Frühe aufstehen, um die Stunde für den Weg zur Arbeit herauszuholen, denn nach seinem Dienst muß Bruno ja noch zur Krankengymnastik und zum therapeutischen Schwimmen fahren.
Die Meinung der Hauptfürsorgestelle, von Bruno können zusätzlich zu der Vollbeschäftigung noch weitere Leistungen verlangt werden, widerspricht der Realität.
So ist Brunos Sorge jetzt nicht nur die:
„Wie kann ich die Vollbeschäftigung gesundheitlich durchhalten?"
es bedrückt Bruno auch diese Frage:
„Wie lange kann ich den Transport zu meinem Arbeitsplatz noch selbst bezahlen?"
Daß Bruno dabei auf alles verzichten muß, was ihm sein Leben als Schwerbehinderter erleichtern würde, was ihm erlauben würde, mehr Selbständigkeit zu erreichen und von der Hilfe seiner Mutter unabhängiger zu werden, wird von allen Seiten ganz selbstverständlich gefordert.

Diese Erfahrungen, die Bruno und ich machen mußten, sind schwer zu verkraften. Erst langsam finden wir zu einer Haltung, die uns wieder etwas gelassener werden läßt.

33

Am Ende des Jahres 1984 führen Bruno und ich Gespräche, die wir — wie damals in den ersten Jahren nach der Operation — auf Tonband aufnehmen.
Zu seiner beruflichen Eingliederung sagt Bruno:

„Meine berufliche Eingliederung muß in unseren Bericht hinein — sonst wäre er nicht vollständig,
er würde nicht die Betroffenheit auslösen.
Ich will mal fragen, was aus mir geworden wäre — ohne den Rat der Psychologin, — — hier zur Universität zu gehen —
und mit dem Professor zu sprechen.
Heute würde ich mir das nicht mehr zutrauen.
Schon daran sieht man, wie entmutigt ich geworden bin.
Damals hatte ich noch ein gutes Selbstwertgefühl, —
weil — — mein Selbstwertgefühl noch nie einer Belastungsprobe ausgesetzt war.
Ich sah den Abstand vom — Nicht-sprechen-können zu dem, was mir damals schon wieder zur Verfügung stand — und das war allerhand!
In meinem Selbstwertgefühl wurde ich bestärkt — durch Dich — durch alle, die meine Krankheit und meinen ‚Nullpunkt' miterlebt hatten, auch durch den Arzt und die Psychologin der Reha-Klinik.
Hier aber — — wußte keiner etwas von ‚Aphasie' — und davon, wie die berufliche Rehabilitation — eines Aphasikers vorgenommen werden muß.

Vielleicht machte ich damals einen — — einen so überzeugenden Eindruck, daß man beim Arbeitsamt gar nicht auf den Gedanken kam, mich nach meinen — — ‚Verhältnissen' zu befragen.
Und ich als Aphasiker konnte mich nicht — rundum erkundigen.
Ich war froh, daß sich alles regeln ließ.
Ich vertraute damals auf Hilfe!
Ein Aphasiker kann sich nicht so schnell ausdrücken, er wird mißverstanden — und kann das dann nicht aufklären!
So wird er ‚an die Wand geredet'.
So wie es mir von Anfang an ging:

die Entscheidung trifft jemand anderes für mich.
Es ist meine fehlende Ausdrucksmöglichkeit, —
daß ich zum Schluß zu allem ,Ja und Amen' sagen muß.
Ich nahm auch an, daß auf allen Seiten ein großes ,Wohlwollen' bestand. — Aber ich weiß auch, daß ich leicht Mißverständnisse hervorrufen kann — durch meine umständliche Sprechweise, — und ich fürchtete damals, dieses ,Wohlwollen' zu verlieren, — da blieb ich lieber still.

Nein, ich habe mich nicht zur Vollbeschäftigung gedrängt, sondern ich konnte mich nicht durchsetzen — — mit meinen Entschlüssen.

Und daran ändert sich auch nichts, so lange ich mich nicht schnell (!) ausdrücken kann.
Ich habe die Stelle an der Universität angetreten, ohne überhaupt zu wissen, was mich erwartet. Und ich hätte heute nicht mehr die Courage — den Mut — — nach dem, was ich inzwischen erlebt habe.
Da habe ich so viele Niederlagen einstecken müssen, ja — und ich habe mich auch anders einschätzen müssen.

Und ich muß sagen: Bei der ganzen Begeisterung — für die Wiederaufnahme der — Berufstätigkeit — ist mir — — ist es mir gar nicht in den Sinn gekommen, daß ich ja ,Sprachbehinderter' bin. Jetzt weiß ich es:

die schwerste Behinderung — Einschränkung ist die, daß ich nicht so reden kann, wie andere. Und was noch schlimmer ist, daß ich Ausfälle habe! Daß mir das Wort zur rechten Zeit nicht einfällt. Und so lange mir dieses Wort nicht einfällt, —
— — ist mir ein Weitersprechen unmöglich!
Ich kann dann nichts anderes sagen!
Ich muß in meiner eingleisigen Spur weiterfortfahren.

Die Aphasie — — ist der einzige Grund, warum ich mein Wissen nicht einsetzen kann.
Aphasie ist ja nicht die Unfähigkeit, zu denken — sondern Aphasie ist die Unfähigkeit, die gedachte Wörter — schnell auszusprechen.
Ich will mal ein Beispiel nennen, in dem auch ,normalen' Menschen das passiert. Erinnerst Du Dich an den Spruch ,es liegt mir auf der Zunge'?

Und so habe ich es viel öfter, als Du Dir vorstellen kannst. Ohne Aphasie — — wäre ich nicht so abgruppiert worden, — ich hätte in meinem Beruf weiterarbeiten können — als Physiker.

Ich lese mal vor, was hier im Heft ‚Aphasie' steht:
(Heft Nr. 40, Praxis der Behindertenarbeit, herausgegeben von der Bundesarbeitsgemeinschaft ‚Hilfe für Behinderte')
‚Bei den verschiedensten Behinderungsformen besteht durch eine Umschulung die Chance zur Wiedereingliederung ins Arbeitsleben. Aphasikern steht dieser Weg an sich nicht offen. Umschulung bedeutet, daß ein neuer Beruf erlernt werden muß. Hieran hindert den Aphasiker aber gerade seine Erkrankung. Er kann nicht auf dem Erlernten aufbauen, da er das Erlernte selbst erst wieder hervorholen muß ...'
Und genau das meinte ich, als ich — vom —
‚mühsamen Erinnern' sprach. —
Ich lese jetzt weiter:
‚... bei einer Umschulung wären jedoch zusätzlich noch neue Lerninhalte aufzunehmen ...'
Ich will mal fragen: ‚Warum soll ein Aphasiker das nicht können?"
Habe ich durch meine Beschäftigung — Arbeit — am Computer nicht bewiesen, daß ein Aphasiker dazulernen kann?
Ich hatte ja gar keine Ahnung von Rechenmaschinen.
Man stellte mich an einen Basic-Rechner —
‚und sagte mir einleitend ein paar Takte' —
und ich konnte ihn bedienen. Ich muß aber sagen, daß ich mir alles aufschreiben mußte — und anfangs auch alles leicht vergessen habe, — so lange ich mir die Bedienungsanleitung nicht deutlich und klar aufgeschrieben hatte.

Dann habe ich in ‚Basic' gerechnet und die Programme erstellt.
Die Programme für die regelmäßigen Polyeder,—
das sind regelmäßige Vielflächner! — Die waren gedacht für den Schulunterricht — — für den computergestützten Unterricht an Schulen!
Und ich habe einen Text — die Gebrauchsanleitung — aus dem Amerikanischen ins Deutsche übersetzen können. Damals konnte ich ungestört allein arbeiten.
Also das ging so:
Ich hatte die amerikanische Fassung vor mir liegen —

ich hatte einen Satz — und den mußte ich erst mündlich (!) ins Deutsche übersetzen. Und — so lange ich damit zu tun hatte, habe ich den Satz erst vorformuliert — im Kopf (!) vorformuliert. Und wenn ich mich der Sache sicher fühlte, konnte ich den deutschen Satz in den Drucker schreiben. Den deutschen Satz vorher auf einem Blatt notieren, das brauchte ich damals noch nicht. Ich sage ‚noch nicht', weil — ja, weil ich durch die ständigen Belastungen an Kreativität eingebüßt habe.

Ja, in der Rehabilitationsklinik hatte man mir geraten, diese Arbeiten — — jemandem vorzulegen.
Aber ich wußte ja gar nicht, an wen ich mich da wenden sollte. Auch war damals schon entschieden, daß wir umziehen sollten, — daß wir in den Studiengang Informatik eingegliedert werden. Meine Arbeiten wurden da gar nicht mehr gebraucht, wir erhielten ja die Pascal-Rechner.
Das hat sich alles überholt.

Ja, es machte mir Freude, am Basic-Rechner zu arbeiten. Ich hatte endlich die Gelegenheit, zu zeigen, ‚was in mir steckt'. Für mich war das — das Arbeiten am Basic-Rechner — ein — ein großartiger Erfolg. Da konnte ich mein Wissen einsetzen. Aber dann zogen wir um, — wir bekamen die Pascal-Rechner, — und meine Arbeiten wurden nicht mehr gebraucht!

Ob ich mathematische Aufgaben auch in einer Prüfung lösen könnte? Also einmal würde ich viel mehr Zeit brauchen — als ein Gesunder.
Und ich würde vielleicht auch scheitern — an der Aufgabe.
Eine Prüfung? Nein, da würde ich mich gar nicht freiwillig darum bemühen, — — weil ich weiß, daß ich — — von Zeit zu Zeit Ausfälle habe, wie zum Beispiel: die Namen!
Die Namen, die ich weiß, die dann aber plötzlich weg sind!
Und schon gilt es als ‚durchgefallen'.
Eine Prüfung scheitert an der Aphasie.
Daß ich mein Wissen noch habe, habe ich ja bewiesen — oder nicht? Die große Diskrepanz — zwischen vorhandenem Wissen — und der fehlenden schnellen Aussprache — muß ich ertragen.

Ich lese weiter aus dem Heft ‚Aphasie' vor, da steht unter Situation am Arbeitsplatz auf Seite 69:

‚Wird eine berufliche Tätigkeit angestrebt, so sollte festgehalten werden, daß in der Regel Einschränkungen gegenüber der bisherigen Tätigkeit hingenommen werden müssen, die den Aphasiker als Behinderten ausweisen. Es sind meist Einschränkungen der Konzentrationsfähigkeit und eine Verlangsamung im Denken und Handeln.'
Ich will mal sagen: eine Verlangsamung im Denken, das trifft bei mir nicht zu. **Ich kann genau so schnell wie früher denken! — Was ich nicht kann, ist das schnelle Sprechen! —**
Aber eine Verlangsamung im Denken habe ich auf gar keinen Fall, da ich ja — impulsiv — reagiere!
Da ist an meiner Mimik schon abzulesen, wie ich dazu stehe.
Aber dann — im — Sprachlichen ist es viel schwerer, —
bis ich einen Satz formuliert habe, da vergehen — da vergeht eine lange Zeit.

Und zu ‚Sprachverständigungsschwierigkeiten' will ich mal sagen, daß ich alles verstehe, was gesagt wird.
Nur dann — solange ich zuhöre — ist mein Sprechen blockiert.
Und — und ich muß lange suchen — nach dem Einstieg in das Gespräch.
Dazu gehört aber, — daß der Gesprächspartner meine Lage erfaßt — und Rücksicht nimmt — auf mein langsames Sprechen.
Das haben meine Erfahrungen gezeigt, daß man mich höchstens — einen Satz sprechen läßt, —
und wenn ich dann für den zweiten Satz lange überlege —
ihn gedanklich vorformulieren muß, —
dann ist das Gespräch schon vorbei!
Aber kürzlich habe ich mal mit einem — gesprochen,
der hatte gerade seine Dissertation fertiggestellt und ist bei der Informatik; der war erstaunt über mein Wissen, —
und da sagte ich zu ihm:
‚Ich bin Diplom-Physiker — ich habe als Lehrer an einem Gymnasium unterrichtet.'
Ja, bei dieser Unterhaltung — empfand ich eine gewisse — Bestätigung.

Ich merke, daß die inzwischen abgelaufene Zeit —
einen Stillstand bei mir bewirkt hat — —
und daß die anderen darauf keine Rücksicht nehmen.
Am meisten bedrückt mich, daß mich keiner versteht, —

da ist das große Unverständnis der anderen —
und — ja, manchmal auch die Ablehnung.
Die Umwelt erkennt die Leistungen eines Aphasikers nicht an, und der Aphasiker selbst, — der kämpft noch ein bißchen um seine Rehabilitation.
Aber nach — immerhin 12 Jahren — muß ich erkennen, daß ich wegen meiner — Sprachstörung — kaum Kontakt zu anderen Menschen bekommen kann, — weil sich alle zurückziehen, — weil alle auf Distanz gehen.
Ich kann doch nicht ewig gegen ‚Windmühlenflügel' ankämpfen!

Auch drängt sich mir die Erfahrung auf, — — daß ich nur — begrenzt leistungsfähig bin und daß — außer einer leichten Besserung — bei mir nichts mehr zu erwarten ist.
Meine großen Erfolge, — — die habe ich damals erreicht, als ich zum ersten Mal in der Rehabilitationsklinik war. Wie schwer es mir danach gemacht wurde, — weiter voranzukommen, das steht in diesem Bericht.

Ich hoffe, daß meine Erfahrungen — dazu benutzt werden, — die Frage zu klären:
‚Wie kann für einen Aphasiker — soweit es seine physischen und psychischen Kräfte ermöglichen — eine berufliche Rehabilitation richtig geplant und durchgeführt werden?'

Und ich hoffe, daß — durch meine Aussagen in diesem Bericht — das Verständnis für die Situation der Aphasiker in unserer Gesellschaft wächst."

Anmerkung

Seite	Nummer	
7	1	Angiom: Geschwulstart, angeborene Gefäßmißbildung, vor allem am Schäden und an den Gehirngefäßen
8	2	Tumor mit Lokalisation vorwiegend im linken Seitenventrikel: Geschwulst von den Hohlräumen des Zentralen-Nerven-Systems ausgehende Neubildung
9	3	Extirpation: Operative Entfernung eines Tumors
10	4	Totale Aphasie: Sprechstörungen infolge zerebraler Herdläsion in der dominanten Hemisphäre (Hirnhälfte), links bei Rechtshändern
15	5	Totale Motorische Aphasie: Wortstummheit mit erhaltener „innerer Sprache“
15	6	Teilweise Sensorische Aphasie: Wortverständnisstörung
16	7	Anfälle: Plötzlich eintretende, an sich reversible Zustandsänderungen des Bewußtseins, begleitet von motorischen Extremitätenzuckungen, Dauer: ein paar Minuten
35	8	Szintigramm: Nuklear-medizinische Untersuchungsmaßnahme
35	9	Analgetika: Schmerzstillendes Mittel
41	10	Lokal-Anästhesie: Lokale Schmerzbetäubung, Schmerzausschaltung
42	11	Periostreiz: Schmerzhaftigkeit der Knochenhaut (Schädelknochen)
42	12	Hautnervenneurom: Gutartige Geschwulst eines peripheren Nervs
44	13	Narbenexzision: Operative Entfernung einer Störung an der Operationsnarbe
58	14	Paraphasien: Verwechselung von Wörtern, Sprachstörung, siehe unter 4 und 5
81	15	Hemiparese: Teillähmung einer Körperhälfte, im allgemeinen der kontralateralen Seite, infolge einer Großhirnläsion
94	16	Exzerpte: Auszüge aus einem Werk
124	17	Luxation: Verrenkung der artikulierenden Knochenenden aus ihrer funktionsgerechten Stellung
125	18	Psychomotorik: Bezeichnung der möglichst objektiven Erfassung psychischer Leistungen (z.B. Verlangsamung)